Sherif Salah

Uma nova combinação que traz uma esperança para o tratamento do VIH

Sherif Salah

Uma nova combinação que traz uma esperança para o tratamento do VIH

ScienciaScripts

Imprint

Cover image: www.ingimage.com

This book is a translation from the original published under ISBN 978-3-330-65318-4.

Publisher:
Sciencia Scripts
is a trademark of
Dodo Books Indian Ocean Ltd. and OmniScriptum S.R.L publishing group

120 High Road, East Finchley, London, N2 9ED, United Kingdom
Str. Armeneasca 28/1, office 1, Chisinau MD-2012, Republic of Moldova, Europe
Managing Directors: Ieva Konstantinova, Victoria Ursu
info@omniscriptum.com

Printed at: see last page
ISBN: 978-620-8-40795-7

Uma nova combinação de transporte
Uma nova esperança para o tratamento do VIH.

Skerifi ***Sotiak***

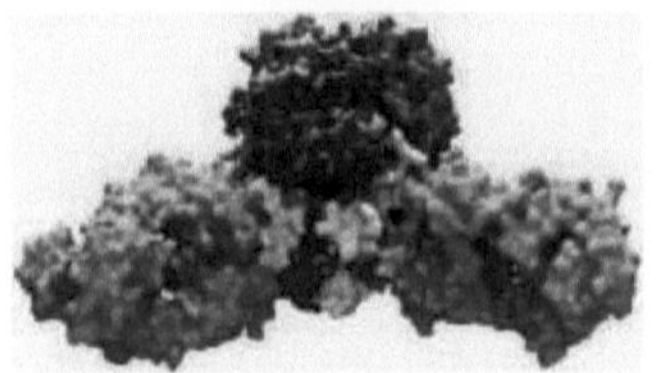

Uma nova combinação de transporte
Uma nova esperança para o tratamento do VIH.

Agradecimentos

Estamos muito gratos a Sergei Demetry, presidente do centro Intelhealth na Tailândia, pelo seu apoio financeiro e pelo desenvolvimento desta nova terapia com péptidos. O desenvolvimento deste livro passou por uma série de workshops, reuniões e trabalho individual e de grupo. Gostaríamos de transmitir a nossa gratidão ao Prof. Dr. Haezem El Hariri pela sua análise estatística, à Dra. Sara Saad pela sua revisão, ao Dr. Mohamed sherif pela sua preparação e documentação do livro, e também temos de agradecer a todos os que partilharam o seu tempo e trabalho connosco.

Prefácio

PORQUE É QUE O MUNDO PRECISA DE UMA VACINA CONTRA O VIH

O objetivo a longo prazo é desenvolver uma vacina segura e eficaz que proteja as pessoas em todo o mundo de serem infectadas pelo VIH. No entanto, mesmo que uma vacina proteja apenas algumas pessoas que são vacinadas, ou mesmo que forneça uma proteção inferior à total, reduzindo o risco de infeção, poderá ainda assim ter um impacto importante nas taxas de transmissão e ajudar a controlar a pandemia, em especial para as populações com elevado risco de infeção pelo VIH. Uma vacina parcialmente eficaz poderia diminuir o número de pessoas que são infectadas pelo VIH, reduzindo ainda mais o número de pessoas que podem transmitir o vírus a outras. Ao reduzir substancialmente o número de novas infecções, podemos travar a epidemia. GENEBRA, 18 de maio de 2017 - No 20.º Dia de Sensibilização para a Vacina contra o VIH, a ONUSIDA apela à continuação da investigação para encontrar uma vacina contra o VIH. Embora tenha havido descobertas significativas no domínio da investigação e desenvolvimento de vacinas, ainda não existe uma vacina eficaz contra o VIH. As novas infecções por VIH têm-se mantido teimosamente elevadas nos últimos 10 anos. Todos os anos, 1,9 milhões de adultos e mais de 150 000 crianças são infectados com o vírus. Mesmo que se consiga uma redução de 90% das novas infecções por VIH até 2030, continuarão a existir cerca de 200 000 novas infecções por VIH por ano, o que demonstra como uma vacina será essencial para o controlo do VIH a longo prazo. "Apesar de todos os grandes êxitos obtidos com o aumento do tratamento e dos programas de prevenção em curso, continua a haver um grande número de pessoas infectadas com o VIH todos os anos. Os maiores impactos na erradicação ou no controlo de doenças infecciosas na história da saúde pública foram conseguidos através da vacinação, razão pela qual vale a pena continuar a investir numa vacina". O sucesso da terapia antirretroviral requer a adesão ao longo da vida, mas a adesão depende da mudança de comportamento, que pode ser difícil de manter. Em contrapartida, uma vacina contra o VIH é uma intervenção única que é extremamente rentável em comparação com o custo do tratamento ao longo da vida. Uma vacina simples de utilizar seria um instrumento fundamental para atingir as populações mais afectadas pelo VIH. Os modelos estimam que mesmo uma vacina modestamente eficaz - com uma eficácia de 50% - teria um grande impacto na epidemia e poderia ser suficiente para reduzir significativamente as novas infecções pelo VIH entre as populações-chave. Um grande ensaio de vacina, o HVTN 702, está a decorrer na África do Sul, com resultados previstos para daqui a três anos. Este ensaio, que faz parte da Rede de Ensaios Clínicos de Vacinas contra o VIH, baseia-se no ensaio RV144, que foi apresentado em 2009 e conduzido na Tailândia, tendo demonstrado uma eficácia de 31%.

Esta brochura destina-se à investigação, ao conhecimento e à especialização no domínio do VIH.

Índice

Resumo executivo

Resumo

Um novo modo de ação para o VIH pressupõe que a produção de anticorpos neutralizantes anti-VIH é a principal causa do aumento da infeção viral e da sua proteção contra a destruição pelas células T CD8+ citotóxicas. Esta nova postulação orientou-nos para uma nova fórmula de tratamento denominada combinação de péptidos imunes V20E, que inclui partículas de antigénio viral e os seus anticorpos não específicos na forma oral e injetável para inibir ou prevenir a doença. Foi efectuado um estudo controlado e aleatório num total de vinte e um doentes (17 homens, 4 mulheres; com idades compreendidas entre os 20 e os 38 anos), todos eles positivos para anticorpos contra o VIH e divididos em três grupos (A), (B) e (C), cada grupo contendo sete doentes e outro grupo com apenas dois doentes com plasma negativo para o VIH, que foram inscritos num protocolo semelhante e utilizados como grupo de controlo, Classificámos os três primeiros grupos de acordo com as suas células CD4+, CD8+T e carga viral. Todos eles apresentavam os mesmos sintomas clínicos de VIH/SIDA e deram o seu consentimento por escrito para tomar a terapia combinada de péptidos imunes V20E sob a forma de injeção SC ou cápsulas orais durante 12 semanas. No final da terapêutica, as cargas virais de todos os doentes tinham atingido valores inferiores aos limites detectáveis (menos de 16 cópias/ml); verificou-se também um aumento significativo da contagem de células CD4+ superior a 45%. De acordo com estes resultados, esta modalidade terapêutica era promissora para o tratamento da doença VIH-1 e da síndrome da imunodeficiência humana.

Palavras-chave: síndrome da imunodeficiência adquirida (SIDA), vírus da imunodeficiência humana (VIH), vacina, linfócitos T citotóxicos CD8+, células Helper CD4+, anticorpos de neutralização, antigénio gp120, antigénio p24, anticorpos anti-p24, anticorpos anti-gp120, complexo antigénio-anticorpo.

Introdução

Curar o VIH e a SIDA significa eliminar o VIH do organismo. O vírus replica-se inserindo o seu código genético nas células CD4, uma parte importante do sistema imunitário. Os medicamentos anti-retrovirais (ARV) interferem com este processo de replicação, razão pela qual são muito eficazes na redução da quantidade de VIH no corpo de uma pessoa para níveis baixos. No entanto, os tratamentos existentes não conseguem eliminar completamente o VIH do corpo. Mesmo que uma pessoa tome ARVs durante muitos anos, o VIH continua escondido em várias partes do seu corpo, conhecidas como "reservatórios virais". Se o tratamento parar ou for interrompido, o VIH pode restabelecer-se saindo desses reservatórios. Os investigadores falam de dois tipos diferentes de cura para o VIH. Um é designado por "cura esterilizante", em que o vírus é completamente erradicado do organismo. Falam também de uma "cura funcional", em que o VIH permanece no organismo mas é mantido sob controlo através de tratamento. Muita da investigação sobre a cura tem-se centrado na ideia de uma "cura funcional". Uma cura funcional significa que o VIH não é erradicado do organismo (uma vez que ainda sobrevive nos reservatórios virais), mas remove o VIH do sangue e evita efeitos negativos como a progressão para SIDA ou a transmissão a outras pessoas.

Anticorpos neutralizantes do VIH: Os relatórios anteriores revelam que o papel da resposta imunitária humoral na prevenção contra a infeção pelo VIH-1 ainda não está completamente esclarecido. No entanto, os anticorpos neutralizantes para determinados epítopos das glicoproteínas do envelope do VIH-1 inibem a infeção pelo VIH-1 in vitro e in vivo. [1,2]. Todos os estudos nos forneceram provas de que os anticorpos neutralizantes são suficientemente potentes para prevenir a infeção pelo VIH e sugerem fortemente que as vacinas baseadas em anticorpos neutralizantes podem proporcionar uma proteção eficaz contra o VIH-1, apesar da ação potente dos CTL. Foram definidos alguns epítopos neutralizantes in vitro e in vivo. Infelizmente, nenhuma das vacinas candidatas baseadas em anticorpos neutralizantes demonstrou induzir uma atividade protetora suficiente. A fraca antigenicidade e imunogenicidade dos epítopos neutralizantes em proteínas nativas ou recombinantes e outros factores dificultaram a indução de respostas de anticorpos específicos de epítopos neutralizantes in vivo suficientes para prevenir contra isolados primários. Estudos recentes indicaram que as variações do VIH-1 resultaram na fuga à neutralização ou às respostas CTL, o que pode ser o principal desafio para a prevenção do VIH-1. A vacina de epítopos como uma nova estratégia que ativa ambos os braços do sistema imunitário, nomeadamente, utilizando os "principais epítopos neutralizantes" e os epítopos CTL em combinação, deverá proporcionar uma nova esperança para o desenvolvimento de uma vacina eficaz para travar a epidemia do VIH-1 [3,4]. Na verdade, é claro para nós que os anticorpos constituem uma pedra angular promissora para o desenvolvimento de uma vacina eficaz contra o VIH. Acredita-se amplamente que a indução de anticorpos neutralizantes é suficiente para a proteção contra o VIH. No entanto, ensaios pré-clínicos e clínicos iniciais no início de 1990 confirmaram que a resposta de anticorpos neutralizantes induzida pelo HIV Env monomérico pode não ser suficiente para prevenir ou controlar a infeção pelo HIV [5,6]. Por conseguinte, o foco mudou da indução de anticorpos neutralizantes para a indução de imunidade celular. Os primeiros estudos pré-clínicos estabeleceram a correlação entre uma forte atividade das células T citotóxicas e a redução da carga viral. No entanto, dados recentes obtidos num modelo de desafio em macacos rhesus sugerem que a resposta celular centrada num único epítopo pode não ser suficiente para controlar eficazmente a replicação viral

Enzima de transcriptase reversa

A transcriptase reversa, também chamada **ADN polimerase dirigida por ARN**, é uma enzima codificada a partir do material genético dos retrovírus que catalisa a transcrição do ARN (ácido ribonucleico) do retrovírus em ADN (ácido desoxirribonucleico). Esta transcrição catalisada é o processo inverso da transcrição celular normal de ADN em ARN, daí os nomes transcriptase reversa e retrovírus. A transcriptase reversa é fundamental para a natureza infecciosa dos retrovírus, vários dos quais causam doenças nos seres humanos, incluindo o vírus da imunodeficiência humana (VIH), que causa a síndrome da imunodeficiência adquirida (SIDA), e o vírus linfotrófico de células T humanas I (HTLV-I), que causa leucemia [9,10]. A transcriptase reversa é também um componente fundamental de uma tecnologia laboratorial conhecida como transcrição reversa - reação em cadeia da polimerase (RT-PCR), um instrumento poderoso utilizado na investigação e no diagnóstico de doenças como o cancro.

VIH- Antigénios : **A glicoproteína do envelope gp120** (ou **gp120**) é uma glicoproteína exposta na superfície do envelope do VIH. Foi descoberta pelos professores Tun-Hou Lee e Myron "Max" Essex, da Escola de Saúde Pública de Harvard, em 1988.[11] O 120 do seu nome provém do seu peso molecular de 120 kDa. A Gp120 é essencial para a entrada do vírus nas células, uma vez que desempenha um papel vital na ligação a receptores específicos da superfície celular. Estes receptores são o DC- SIGN,[12] o proteoglicano de sulfato de heparano e uma interação específica com o recetor CD4,[13] particularmente nas células T auxiliares. A ligação ao CD4 induz o início de uma cascata de alterações conformacionais na gp120 e na gp41 que conduzem à fusão do vírus com a membrana da célula hospedeira. A gp120 é codificada pelo gene *env* do VIH, que tem cerca de 2,5 kb de comprimento e codifica cerca de 850 aminoácidos[14]. O produto primário *do env* é a proteína gp160, que é clivada em gp120 (~480 aminoácidos) e gp41 (~345 aminoácidos) no retículo endoplasmático pela protease celular furina [15] . A estrutura cristalina do núcleo da gp120 mostra uma organização com um domínio exterior, um domínio interior em relação aos seus terminais e uma folha de ligação. A gp120 está ancorada à membrana viral, ou envelope, através de ligações não covalentes com a glicoproteína transmembranar gp41. Três gp120s e gp41s combinam-se num trímero de heterodímeros para formar a espícula do envelope, [16] que medeia a ligação e a entrada na célula hospedeira. Foi demonstrado que a glicoproteína do envelope do VIH, gp120, inibe a função das células T e induz a expressão de citocinas pró-inflamatórias e imunoreguladoras in vitro. Assim, levantámos a hipótese de que a gp120 contribui para a disfunção imunitária caraterística da infeção pelo VIH. No entanto, tem-se debatido até que ponto a gp120 desempenha um papel na patogénese e nos defeitos imunitários iniciais comuns na infeção pelo VIH.

O antigénio p24 da proteína Gag do VIH-1 é uma poliproteína de 55 kDa que, durante a maturação viral, é clivada para libertar a proteína da matriz p17, a proteína do núcleo p24 e a proteína do nucleocápside [17]. Os anticorpos provocados pelo antigénio p24 do núcleo são um marcador precoce da infeção pelo VIH, constituindo assim um alvo importante para o diagnóstico do VIH nas fases iniciais da infeção [18]. Os medicamentos anti-retrovirais podem reduzir os níveis circulantes de p24 e, consequentemente, este antigénio também pode ser utilizado como marcador para avaliar a eficácia da terapêutica [19]. O antigénio p24 pode induzir respostas de proliferação de linfócitos, que se demonstrou serem protectoras, e também contém epítopos que estimulam as respostas das células T CD4 auxiliares. Assim, é provável que o p24 seja uma parte integrante de qualquer vacina multicomponente [20]. Ensaios recentes sugeriram que a atividade dos linfócitos T citotóxicos específicos do VIH pode ser aumentada em indivíduos infectados pelo VIH que recebem p24 e o medicamento antivírico zidovudina, o que reforça a possibilidade de uma vacina terapêutica contra o VIH contendo p24 na presença de terapia antirretroviral [21]. O antigénio p24 é a proteína central do vírus da imunodeficiência humana (VIH). A presença do antigénio p24 no sangue é um marcador da replicação descontrolada do VIH. A antigenemia p24 encontra-se na síndrome retroviral aguda, antes da resposta imunitária do hospedeiro, e na SIDA avançada, quando o sistema imunitário foi destruído. Quando os antigénios p24 são detectados no sangue, a carga viral do VIH é elevada e a pessoa é altamente infecciosa. O

P24 desempenha um papel importante na montagem e maturação do núcleo viral. O ARN do VIH-1, os anticorpos anti-HIV e o antigénio p24 são marcadores virais que têm sido utilizados como antigénio alvo para a deteção precoce da infeção pelo VIH-1 Vírus da imunodeficiência humana tipo 1.

Uma nova postulação

Todos os estudos anteriores revelam que, durante a infeção pelo vírus da imunodeficiência humana, ocorre uma depleção acentuada das células T $CD4^+$ e uma expansão das células T $CD8^+$, e que a ativação imunitária crónica conduz a uma disfunção imunitária, uma síndrome que sujeita o sistema imunitário a infecções oportunistas [22]. O nosso estudo anterior comprovado sugere uma nova fisiopatologia que descreve que, ao longo do período de infeção crónica pelo VIH-1, as células T $CD4^+$ não são mortas, mas a patogénese do VIH-1 provoca uma mutação em todas as células auxiliares para se tornarem uma versão modulada das células T $CD8^+$ [23]. A célula T $CD4^+$ mutada é agora considerada uma célula T $CD8^+$, mas sem o mesmo comportamento fisiológico, funções e totalmente diferente da célula T $CD4^+$ original. A perda da célula T $CD4^+$ causa uma discrepância celular completa e uma duplicação nos sinais celulares, uma vez que a célula T $CD8^+$ recém-formada pode permitir sinais activadores enquanto a célula T $CD8^+$ original inibe esses sinais. Este desequilíbrio deixa o sistema imunitário num estado de confusão com duas respostas contraditórias que causam diretamente a desregulação e uma falha final das redes imunitárias celulares do hospedeiro. Relativamente aos pontos anteriormente discutidos, surgiu um novo modo de ação para o VIH que incrimina as células T CD4+ e os anticorpos neutralizantes produzidos pelas células B como o principal auxiliar para a persistência da infeção pelo VIH, tendo também sido concebidas novas combinações de péptidos imunitários para erradicar o VIH.

Anticorpos neutralizantes??? De acordo com todos os dados anteriormente discutidos que explicam a importância dos anticorpos neutralizantes e das células T citotóxicas como principais factores para a eliminação viral, a questão que se coloca claramente é porque é que a maioria dos indivíduos infectados pelo VIH-1 não montam uma resposta NAb mais vigorosa capaz de parar a infeção viral? Neste livro, revelamos uma nova perspetiva sobre o papel dos anticorpos produzidos pelas células B como causa principal da persistência da infeção viral, revestindo as partículas de antigénios virais durante muito tempo numa forma complexa que as protege contra os ataques das células T citotóxicas CD8+. Esta hipótese difere da lógica comum anteriormente descrita e depende do papel dos anticorpos neutralizantes no controlo e prevenção da infeção pelo VIH. A nossa nova fisiopatologia para o modo de ação do VIH é descrita em pormenor na Figura 1. O cenário e o papel das células T CD4+ no controlo da persistência do VIH na vítima infetada, a figura mostra que, quando a partícula viral é atraída pelas células T CD4+ com as moléculas receptoras CD4+ apropriadas, liga-se por fusão à membrana celular e entra na célula, após a entrada inicial do VIH e o estabelecimento da infeção, a célula que aceitou a entrada do VIH (CD4+) começa a produzir vários padrões imunológicos a- síntese de um número de partículas virais que transmitem um sinal de estimulação para as células B produzirem um número de anticorpos neutralizantes específicos para cada partícula viral para formar um complexo antigénio-anticorpo, este complexo é a capa protetora das partículas virais, protegendo-as contra os ataques das células T-killer b- transmitem sinais de normalização com as outras células T CD4+ para estabelecer as infecções para as outras c- a infetada sofre uma mutação para uma versão modulada de célula T CD8+, esta formação de complexo tem a capacidade de proteger as partículas virais das acções invasoras e atacantes da célula T citotóxica CD8+, Ao mesmo tempo, surgem mecanismos de interação resultantes do antagonismo entre as células T CD4+ mutantes recém-formadas e as células T CD8+ normais. Esta interação leva as células imunitárias a um estado de confusão que resulta da duplicação dos sinais celulares tanto das células T CD8 recém-formadas (mutantes) como das células T $CD8^+$ originalmente encontradas, causando uma discrepância celular completa [24]. De acordo com este cenário postulado, pode colocar-se outra questão: por que razão as células T CD4+ infectadas tentam proteger as partículas virais dos ataques das células T-killer, expondo o corpo ao risco deste vírus? Para responder a esta pergunta, temos de saber que existem dois padrões credíveis que nos levam a determinar a causalidade desta perceção. O primeiro supõe que as células T CD4+ ressuscitam este vírus e, ao mesmo tempo, as células T citotóxicas CD8+ recusam-se a recorrer a ele no sangue, Esta perceção pode ser a mais próxima da ratificação porque se assemelha ao que acontece na nossa própria vida quando uma pessoa quer ou ama algo que é rejeitado pela sua sociedade e começa a escondê-lo e a protegê-lo, este exemplo existe através do desejo de uma pessoa de tomar uma droga, apesar de saber a quantidade de danos que esta droga irá causar, mas insiste em tomá-la, por isso começa a formar um péptido modulado para proteger este desejo e impedir a sua penetração e danos, apesar do seu efeito nocivo sobre o corpo, isto acontece de facto quando os CD4+ tentam normalizar os agentes e os CD8+ recusam,O segundo padrão credível é a produção excessiva de anticorpos neutralizantes pelas células B, sem efeito visível na eliminação ou paragem das actividades virais, o que apoia a nossa crença no papel destes anticorpos na proteção dos antigénios virais e não na sua destruição. Para tornar este padrão convincente, temos de nos perguntar se o ser humano Tem as capacidades de identificação dentro da sua célula para escolher o positivo e pode diferenciá-lo do negativo, o que significa que estamos num estado que é capaz de detetar as partículas virais nocivas, de acordo com os seus efeitos celulares; neste caso, as nossas células imunitárias começarão a lançar poderosos anticorpos neutralizantes como uma proteção para o parar. Assim, temos estas enormes quantidades de anticorpos neutralizantes mas, na realidade, não têm qualquer capacidade eficaz para deter este agente, pelo que, neste caso, os anticorpos neutralizantes não estão a fazer o seu trabalho, Isto pode levar-nos ao facto de estes anticorpos serem incriminados como um revestimento de proteção para as partículas virais, uma vez que podem ter tanto efeitos negativos como positivos, pelo que, se esta célula T CD4+ tiver uma relação com os dados armazenados nas sequências de péptidos de ARN do VIH, pode iniciar um efeito negativo dos anticorpos mais do que um efeito positivo, de acordo com o qual as células imunitárias não conseguem erradicar o vírus porque este está revestido e protegido pelos anticorpos. Estes dois padrões podem apoiar a nossa crença sobre a relação intacta entre as células T CD4+ e o VIH através dos códigos secretos encontrados no interior do ARN viral, uma vez que dá às células T CD4+ a informação e a capacidade de identificar e avaliar os sinais de combate das células T CD8+, o que permite às células CD4+ utilizar esta informação para sintetizar novas partículas virais de péptidos que podem interferir e parar a atividade das células assassinas na erradicação viral. Mais pontos de interrogação e resultados inexplicáveis não nos podem fornecer provas sobre as alterações imunológicas inexplicáveis associadas ao doente no início da sua doença e ao longo do período da sua lesão, e a necessidade de uma prova científica que nos dê a certeza de usar esta nova hipótese como um guia de explicação para resolver as questões inexplicáveis,porque é que a infeção demora tanto tempo no nosso corpo e porque é que não a conseguimos parar apesar de todas as células imunitárias no nosso sistema, e porque é que as células CD4+ diminuem e as CD8+ aumentam durante a infeção viral, a nossa hipótese responde e afirma que as células T CD4+ começam em processo de mutação para se tornarem

As células T CD8+ gradualmente não se comportam diretamente de forma a assegurar que o comportamento celular de todas as células T CD8+ fique sob o seu controlo para permitir a sobrevivência deste vírus durante muito tempo e, à medida que todas as células T CD4+ se transformam em CD8+, isto cria um estado de disfunção das células T CD8+ ou incapacidade de serem células assassinas e perdem as funções de combate, Assim, estas células T CD8+ esforçam-se por contrariar esta tendência para a heterogeneidade, libertando mais células T CD8+, o que provoca uma diminuição acentuada da contagem de células T CD4+ em alguns doentes infectados, Talvez isso se deva também ao facto de ocorrer um estado de dissociação do complexo antigénio e anticorpos que estimula as

CD8+ a atuar e a destruir as partes não protegidas do antigénio, para o que as células T CD4+ procuram sacrificar mais células T CD4+ e também estimulam as células B a produzir uma grande quantidade de anticorpos neutralizantes. Alguns paradoxos foram observados na história clínica de muitos casos infectados com o VIH, entre os nossos casos de investigação encontrámos um homem portador do VIH há mais de 10 anos e nem a sua mulher nem os seus filhos estão infectados com o vírus, pelo contrário encontrámos uma mulher infetada há mais de 5 anos e os seus filhos e o seu marido também não estão infectados, num outro caso encontrámos tanto a mulher como o marido infectados mas os seus filhos não estão infectados de todo. Estas observações provam que, apesar da disponibilidade de todos os factores que facilitam a infeção, a infeção não ocorre, o que confirma que a continuação da doença se deve à formação de anticorpos positivos que impedem o prolongamento do período viral.

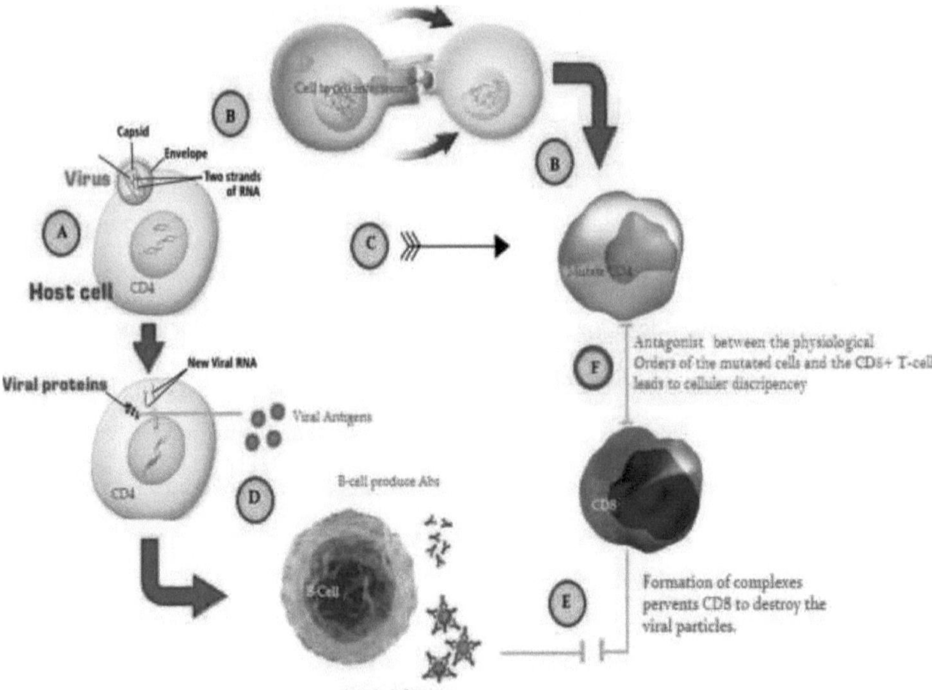

Fig. 1. Descreva o novo modo de ação do VIH: (A) a entrada do vírus por fusão das membranas celulares; (B) a tendência da célula infetada para infetar outras células saudáveis, formando células T CD8+ mutantes; (C) o desenvolvimento de células T CD4+ mutantes, transformando-se em células T CD8+ não responsáveis, (D) descreve a síntese das partículas de antigénios virais pelas células T CD4+ para estimular as células B a produzirem anticorpos de revestimento neutralizantes para formar complexos com as partículas de antigénios, sendo que (E) mostra o efeito inibidor destes complexos em impedir que as células T CD8+ citotóxicas ataquem estas partículas virais, (F) descreve os mecanismos de interação que se originam como resultado de antagonistas entre as células mutantes recém-formadas e as células T CD8+ normais.

Até que ponto estamos perto de uma "cura funcional" para o VIH?

Modo de ação dos péptidos imunes V20E :Muitas questões foram colocadas para descobrir porque é que a célula assassina não se consegue livrar do VIH e expulsá-lo, a resposta está representada na célula CD4+T e na sua relação com o vírus, por isso, para penetrar nesta ligação temos de fazer com que a célula CD4+T pare a sua ação estimulante sobre estes anticorpos neutralizantes, Isto fará com que os antigénios virais fiquem desprotegidos e sejam rejeitados pela célula auxiliar, pelo que a célula assassina iniciará as suas acções de ataque e eliminação contra o vírus. Foi nisto que pensámos ao conceber a nossa nova combinação de péptidos, como se mostra na figura 2. Nesta figura, descrevemos a ação da terapia de combinação de péptidos imunes das cápsulas V20E: (A) descrevemos o conteúdo do frasco das cápsulas, (B) a composição de cada cápsula, (C) descrevemos as reacções esperadas das nossas células imunitárias contra a entrada destas combinações por cápsulas orais ou injecções em frascos, que começam por um processo de análise e comparação entre estas combinações não complexas e o complexo já conhecido que tem o antigénio do VIH e o seu anticorpo neutralizante específico no sangue, (D) descreve o processo de secreção de interferão gama pelas células T citotóxicas e a destruição do complexo e do não-complexo, (E) mostra os efeitos inibidores destes péptidos complexos destrutivos sobre as células B para que estas parem a produção de anticorpos neutralizantes, (F) mostra as alterações no comportamento fisiológico das células T CD4+ sob a forma de sinais inibidores transmitidos às células B para que estas parem a produção de anticorpos protectores neutralizantes, como se mostra em (G), inibindo o processo de mutação das células T CD4+ e a sua tendência para infetar outras células T CD4+, como em (H).

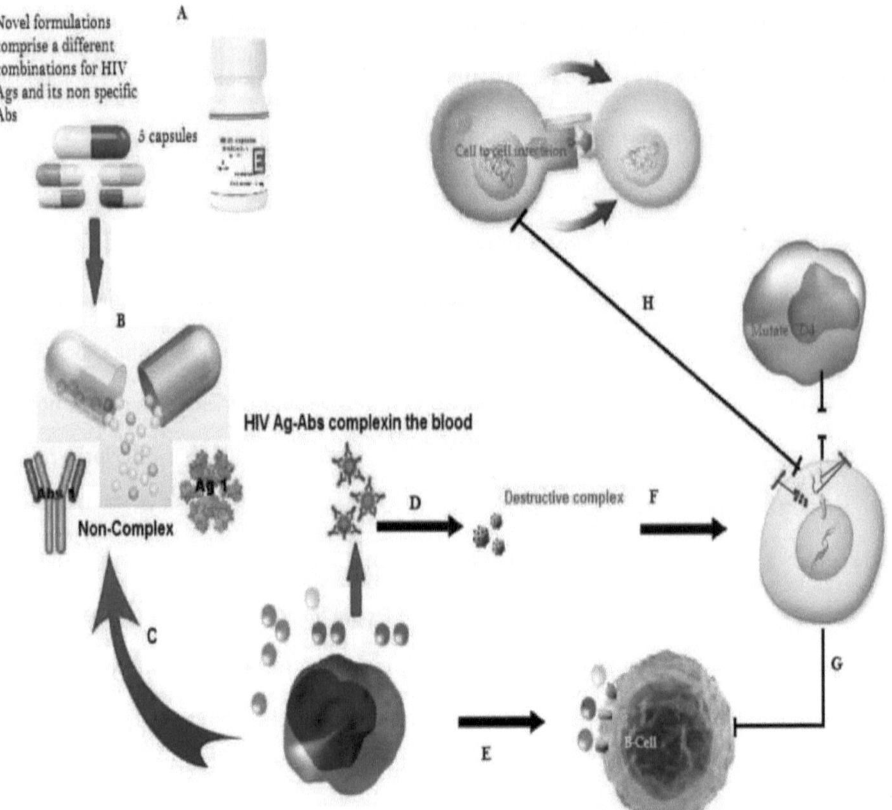

Fig. 2. Nesta figura, descrevemos a ação da terapia combinada de péptidos imunes das cápsulas V20E: (A) descreve o conteúdo do frasco das cápsulas, (B) a composição de cada cápsula, (C) descreve as reacções esperadas das nossas células imunitárias contra a entrada destas combinações por cápsulas orais ou injecções em frascos, que começa por um processo de análise e comparação entre estas combinações não complexas e o complexo já conhecido que tem o antigénio do VIH e o seu anticorpo neutralizante específico no sangue, (D) descreve o processo de secreção de interferão gama pelas células T citotóxicas e a destruição do complexo e do não-complexo, (E) mostra os efeitos inibidores destes péptidos complexos destrutivos sobre as células B para que estas parem a produção de anticorpos neutralizantes, (F) mostra as alterações no comportamento fisiológico das células T CD4+ sob a forma de sinais inibidores transmitidos às células B para que estas parem a produção de anticorpos protectores neutralizantes, como se mostra em (G), inibindo o processo de mutação das células T CD4+ e a sua tendência para infetar outras células T CD4+, como em (H).

Assuntos:

Este estudo foi realizado no (Centro de I&D para a investigação do VIH) entre outubro de 2015 e março de 2016. Foram excluídos os indivíduos com doenças crónicas (diabetes, doenças renais e hepáticas, hipertensão, cancro). Este estudo foi realizado num total de vinte e um doentes (17 homens, 4 mulheres; com idades compreendidas entre os 20 e os 38 anos), todos eles positivos para anticorpos contra o VIH e tratados anteriormente com medicamentos antirretrovirais. Todos os participantes foram divididos em três grupos (A), (B) e (C), cada grupo contém sete doentes, enquanto dois doentes com plasma seronegativo para o VIH foram inscritos no mesmo protocolo como grupo de controlo.

classificámos os três primeiros grupos de acordo com as suas células CD4+ , CD8+T e carga viral.

Grupo A Os seus dados imunológicos revelaram uma carga viral superior a 500 000 cópias/ml pela reação em cadeia da polimerase do ácido ribonucleico do vírus da imunodeficiência humana (VIH-PCR), valores de células T CD4+ superiores a 27% (intervalo normal 25 - 65%) e valores de células T CD8+ entre 6074% (intervalo normal 20-43%)

Grupo B Os seus dados imunológicos revelaram uma carga viral inferior a 100 000 cópias/ml através da reação em cadeia da polimerase do ácido ribonucleico do vírus da imunodeficiência humana (HIV-PCR), os valores das células T CD4+ foram de 20-27% (intervalo normal 25 - 65%) e os valores das células T CD8+ variaram entre 55-70% (intervalo normal 20-43%)

GrupoOs dados imunológicos revelaram uma carga viral inferior a 10.000 cópias/ml por reação em cadeia da polimerase do ácido ribonucleico do vírus da imunodeficiência humana (HIV-PCR), valores de células T CD4+ de 19-27% (intervalo normal 25 - 65%) e valores de células T CD8+ de 59-65% (intervalo normal 20-43%).

Sinais clínicos para todos os doentes do grupo A: alguns deles apresentavam dor abdominal no quadrante superior direito, febre ligeira, anorexia e perda de peso insignificante, sem qualquer linfadenopatia, fraqueza geral e sem diarreia.

Sinais clínicos para todos os doentes do grupo B: os seus sinais clínicos revelaram dores nas articulações, dores musculares, fraqueza geral e sinais de infecções oportunistas, como a monilíase

E as manifestações cutâneas relacionadas com o VIH, algumas delas por exame de inspeção revelaram gânglios linfáticos aumentados, hepatomegalia e esplenomegalia, respiração superficial e rápida.

Sinais clínicos para todos os doentes do grupo C: os seus sinais clínicos revelaram diarreia crónica com dores abdominais, perda de peso significativa e dores de garganta, dores nas articulações, dores musculares, fraqueza geral, sinais de infecções oportunistas, tais como monilíase, linfadenopatia e manifestações cutâneas relacionadas com o VIH.

Peptídeos imunes V20E A presente terapia introduz antigénios e os seus anticorpos geradores inespecíficos denominados combinação de peptídeos imunes V20E como uma forma única não ligada a ser injectada (S/C, I/M ou I/D) ou por via oral sob a forma de cápsulas para estimular uma resposta imune positiva para segregar anticorpos contra ambos, de acordo com o nosso raciocínio que incrimina os anticorpos neutralizantes como a principal causa da persistência da infeção viral ao revestir as partículas de antigénios virais de forma complexa, impedindo o seu ataque pelas células T citotóxicas CD8+. Esta postulação difere do raciocínio comum que depende do papel dos anticorpos neutralizantes no controlo da infeção pelo VIH. A terapia da presente invenção introduz três combinações a serem tomadas em cinco cápsulas ou frascos. A primeira é constituída por formas proteicas não complexas ligadas de antigénios gp120 e anticorpos monoclonais neutralizantes de p24 dissolvidos num adjuvante de albumina humana, tampão fosfato e cloreto de Na. denominado (VP 1). A segunda combinação é uma forma não complexa ligada ao antigénio p24 e anticorpos monoclonais neutralizantes da gp120 dissolvidos num adjuvante de albumina humana, tampão fosfato e cloreto de Na. A última combinação inclui a enzima transcriptase reversa do VIH-1 e anticorpos monoclonais neutralizantes da p24 dissolvidos num adjuvante de albumina humana, tampão fosfato e cloreto de Na., designada por (VP 3).

Materiais e métodos

Todos os doentes de cada grupo foram aconselhados a tomar a combinação em diferentes regimes: (1) o grupo A tomou a combinação sob a forma de cápsulas durante três dias continuamente, uma cápsula/dia uma hora após a refeição, repetindo-a após duas semanas e a dose final após outras duas semanas, a duração total da terapia é de 36 dias. (2) O grupo B tomou a combinação sob a forma de frasco para injectáveis durante três dias de forma contínua, da seguinte forma: um frasco para injectáveis/dia uma hora após a refeição, repetindo-a após duas semanas e a dose final após outras duas semanas, sendo também a duração total da terapia de 36 dias. (3) O grupo C tomou a combinação em forma de cápsula durante cinco dias continuamente, como se segue, cada doente foi aconselhado a tomar uma cápsula/dia uma hora após a refeição, repetindo-a de um em um mês durante três meses sucessivos. Foram colhidas amostras de sangue de todos os doentes de cada grupo antes de iniciar os percursos e depois de terminar o tratamento com as formulações de péptidos imunes V20E para medir todos os dados imunológicos, que incluem a PCR quantitativa do VIH, a contagem de células T CD4+ e CD8+, contagem de células T CD4+ mutantes, deteção de anticorpos de enzimas anti-RT, deteção do antigénio p24 do VIH, deteção do antigénio gp120 do VIH, deteção de anticorpos anti-p24, deteção de anticorpos anti-gp120, presença de complexo p24 Ag - anti-p24 e presença de complexo gp120Ag - anti-gp120. Os dados imunológicos de todos os grupos participantes são apresentados nos quadros 1, 2 e 3.

Tabela 1: dados imunológicos dos doentes do grupo (A), que inclui sete doentes [Pt. 1 a Pt.7] antes de iniciar os regimes de tratamento.

G A	CD4+	CD8+	Carga V.	P24	gp120	Anti-p24	Anti-gp120	Anti-RT	Complexo A	Complexo B
Pt. 1	20.5	60	509000	6.0	4.2	2.6	3.7	2.5	2.1	1.8
Pt. 2	20	62	611.000	5.5	5.2	3.8	4.0	2.3	1.9	1.6
Pt. 3	21	74	905.000	4.8	2.8	3.2	5.0	2.0	1.5	1.2
Pt. 4	23	68	823.000	4.0	3.0	1.7	4.0	1.6	1.1	0.8
Pt. 5	27	64	600.000	2.8	1.5	1.5	3.0	1.2	0.6	0.5
Pt. 6	25	60.6	690.000	3.4	2.0	1.1	2.8	1.5	0.8	0.6
Pt. 7	21.5	65	780.000	5.3	3.9	3.8	4.4	2.4	1.8	1.4

NB.

*O intervalo normal para as células T CD8+ é de (20-43%)
*Intervalo normal para p24 (5 -50 µgZml)
*Intervalo normal para anti-gp120 (0,5-5 mg/ml)
*Intervalo normal para anti-RT (0,2-2 mg/ml)
*Intervalo normal para o complexo 2 (0,5-5 mg/ml).

* O intervalo normal para as células T CD4+ é de (25 - 65%)
* Intervalo normal para gp120 (5 -50 µgΛτιl)
* Gama normal de anti-p24 (0,5-5 mg/ml)
* Gama normal para o complexo 1 (0,5-5 mg/ml)

Tabela 2: dados imunológicos dos doentes do grupo (B), que inclui sete doentes [Pt. 1 a Pt.7], antes de iniciarem os regimes de tratamento.

G A	CD4+	CD8+	Carga V.	P24	gp120	Anti-p24	Anti-gp120	Anti-RT	Complexo A	Complexo B
Pt. 1	23	62	94.000	8.0	10.2	10	11.5	7.3	4.8	5.8
Pt. 2	26	55	57.000	6.4	8.0	5.0	6.8	5.0	2.7	3.5
Pt. 3	22	70	23.000	9.2	10.8	12.0	13	9.0	6.0	6.6
Pt. 4	20.5	69	81.000	11	9.0	13.6	15	11.0	7.0	8.2
Pt. 5	24	67	34.000	9.2	9.0	8.3	9.0	7.0	3.5	4.0
Pt. 6	27	70.5	56.000	4.7	6.5	4.4	6.0	5.0	2.7	2.2
Pt. 7	26	63	46.000	5.8	7.0	6.0	7.4	5.9	3.0	3.8

Tabela 3: dados imunológicos dos doentes do grupo (C), que inclui sete doentes [Pt. 1 a Pt.7], antes de iniciarem os regimes de tratamento.

G A	CD4+	CD8+	Carga V.	P24	gp120	Anti-p24	Anti-gp120	Anti-RT	Complexo A	Complexo B
Pt. 1	23	62	3.200	33.4	34	60.5	80.0	35	37.8	31
Pt. 2	24	61	4.500	30	28	48	72	28	30	28
Pt. 3	26	59	9.300	28	30	40.5	35	24	24.6	19
Pt. 4	25	64	800	29	33	55.0	45	29	27.5	23
Pt. 5	27	65	1300	25	28	34	60	17	14	10
Pt. 6	21	64	4500	45	54	90	120	56	46	43
Pt. 7	19.5	63	6700	68	72	108	155	78	55	47

Quadro 4: dados imunológicos dos doentes do grupo (A) 12 semanas após a administração do tratamento

G A	CD4+	CD8+	Carga V.	P24	gp120	Anti-p24	Anti-gp120	Anti-RT	Complexo A	Complexo B
Pt. 1	49	11	1100	0.8	-ve	0.6	-ve	1.0	1.0	0.4
Pt. 2	44	20	-ve	1.2	-ve	0.4	-ve	-ve	0.4	-ve
Pt. 3	54	7	300	-ve	1.0	-ve	0.5	0.7	0.2	0.5
Pt. 4	48	11	-ve	-ve	0.2	-ve	0.3	1.6	-ve	0.4
Pt. 5	46	31	-ve	1.5	2.0	1.9	3.8	1.4	0.3	1.1
Pt. 6	59	3	-ve	-ve	-ve	1.7	0.2	-ve	0.4	-ve
Pt. 7	46	20.5	210	-ve	1.0	3.8	0.7	-ve	-ve	0.6

Tabela 5: dados imunológicos dos doentes do grupo (B) 12 semanas após a administração do tratamento

G A	CD4+	CD8+	Carga V.	P24	gp120	Anti-p24	Anti-gp120	Anti-RT	Complexo A	Complexo B
Pt. 1	35	38	1200	-ve	0.5	-ve	0.8	0.5	-ve	1.1
Pt. 2	40	28	-ve	0.3	-ve	-ve	-ve	-ve	-ve	-ve
Pt. 3	44	26	-ve	0.4	-ve	-ve	-ve	-ve	-ve	-ve
Pt. 4	33	32	3100	0.6	0.5	1.3	1.2	1.3	0.7	1.4
Pt. 5	26	53	-ve	1.7	2.2	1.6	3.0	2.0	0.5	2.0
Pt. 6	33	50	2300	1.8	1.1	1.4	2.0	1.0	1.5	0.7
Pt. 7	30	45	-ve	1.0	-ve	0.3	0.2	0.3	0.4	-ve

Tabela 6: Resumo dos dados imunológicos dos doentes do grupo (C) 12 semanas após a administração do tratamento

G A	CD4+	CD8+	Carga V.	P24	gp120	Anti-p24	Anti-gp120	Anti-RT	Complexo A	Complexo B
Pt. 1	22	62	-ve	-ve	-ve	-ve	-ve	-ve	0.2	-ve
Pt. 2	38	48	-ve	-ve	-ve	-ve	-ve	-ve	-ve	-ve
Pt. 3	16	65	-ve	0.6	2.0	0.7	1.3	0.5	1.0	0.4
Pt. 4	17	71	1100	1.3	0.8	1.4	1.1	2.0	1.4	1.6
Pt. 5	26	54	-ve	-ve	0.4	-ve	0.4	-ve	-ve	-ve
Pt. 6	32	46	-ve	-ve	-ve	-ve	-ve	-ve	-ve	-ve
Pt. 7	26	51	-ve	-ve	0.3	-ve	-ve	-ve	-ve	-ve

Formulações de péptidos imunes V20E

As diferentes concentrações do antigénio recombinante do VIH P24 (5 a 50 µg/ml) e os anticorpos para as concentrações de P 24 variam de (0,5 a 5 mg/mL) foram obtidos de (ADVIA Centaur® XP Immunoassay Systems). Proteína gp120 recombinante de diferentes concentrações (5 a 50 µg^l) e anticorpo policlonal de coelho anti-gp120 de diferentes concentrações variam de 0,5 a 5 mg/ml) de (BIOLEGEND).

Preparação de antigénios: Preparação de diferentes concentrações de antigénio recombinante do VIH P24, cada concentração de p24 é diluída com 1 ml de PBS da seguinte forma (1/5, 1/10, 1/20, 1/30, 1/40 e 1/50) e incubada à temperatura ambiente durante pelo menos 2 horas. Outra preparação para a proteína gp120 recombinante foi feita para obter diferentes concentrações de antigénio P24 do VIH recombinante e diluiu-se cada concentração com 1 ml de PBS da seguinte forma: (1/5, 1/10, 1/20, 1/30, 1/40 e 1/50) e depois incubou-se à temperatura ambiente durante pelo menos 2 horas.

Preparações de anti-HIV Abs : Preparámos diferentes concentrações de antigénio anti-HIV P24 da seguinte forma: diluímos cada concentração de antigénio anti-HIV P24 com 1 ml de PBS da seguinte forma (1/5, 1/10, 1/20, 1/30, 1/40 e 1/50) e incubámo-las à temperatura ambiente durante pelo menos 2 horas. Outra preparação para o anti-gp120 foi feita para obter diferentes concentrações de antigénio anti-gp120, diluímos cada concentração de anti-gp120 com 1 ml de PBS da seguinte forma: (1/5, 1/10, 1/20, 1/30, 1/40 e 1/50) e incubámo-los à temperatura ambiente durante pelo menos 2 horas. Os antigénios e os seus anticorpos específicos foram misturados e deixados aglutinar para obter uma estrutura de complexos diferente de complexos P24 Ag - anti P24 (mistura de complexos A) a estas concentrações; 10,20,30,40,50 ng/ml. Cada concentração de antigénio é incubada com a sua concentração semelhante de Abs durante 1 hora à temperatura ambiente e depois centrifugada a 2500 g durante 10 minutos; em seguida, o sobrenadante é removido e os sedimentos obtidos são adicionados a 3 ml de adjuvante completo de Freund (mistura de complexos A e B) para imunizar os coelhos com estes complexos imunitários.

Métodos

(1.(1) Seis coelhos machos foram classificados em dois grupos (1) e (2), cada grupo contém 3 coelhos, o grupo (1) foi injetado com a mistura complexa A e o grupo (2) foi injetado com a mistura complexa B, os dois grupos foram injectados por três injecções intramusculares com 0,5 ml de mistura complexa durante 45 dias, após seis semanas foram recolhidas amostras de sangue dos coelhos.

O soro resultante do sangue dos coelhos contém anticorpos anti-complexos. Foram obtidos 50 ml de soro imune (700 mg) de cada coelho. As globulinas precipitadas contêm agora anticorpos da mistura de complexos A e B. O anticorpo anti-complexo do coelho é precipitado com sulfato de amónio a meia saturação (adicionam-se 38 g de sulfato de amónio sólido por 100 ml de soro hemolisado). O anticorpo insolúvel é então separado por filtração e o material sólido é dialisado contra 0,85% de cloreto de sódio. Durante a diálise, pode aparecer uma pequena quantidade de proteínas insolúveis. Esta pode ser removida por filtração com papel de filtro Whatman Ko. 3 [25]. O filtrado límpido é então preparado até ao volume da amostra de soro original. Os complexos antigénio-anticorpo de elevado peso molecular precipitaram por ultracentrifugação para a amostra de soro original obtida e, em seguida, verteu-se o líquido sobrenadante que contém as estruturas complexas e os anticorpos não ligados para estes complexos. A quantidade de anticorpos anti-complexos precipitados de cada amostra de coelho foi então estimada de acordo com a concentração da mistura de complexos A e B injectada.

Amostras de sangue: Recolha e preparação de amostras de sangue: Foram retirados e colhidos 10 cc de sangue duas vezes no mesmo dia do exame. As amostras de sangue de todos os dadores foram colhidas por punção venosa, seguida da técnica anti-coagulante com ácido etilenodiamino tetra-acético (2 mg/ml).

(1.(2) O ensaio ELISA foi preparado para detetar a gp120 e o seu anti-gp120 (complexo B) em amostras de soro de pacientes infectados em todos os grupos examinados (2x placas de 96 poços): Descrição: O kit de ensaio ELISA (Anti gp120-anti gp120 complexo B) contém os componentes-chave necessários para a análise quantitativa das concentrações de gp120-anti gp120 complexo B no soro

amostras de doentes examinados em grupos testados dentro do intervalo de 50 ng/ml num formato ELISA em sanduíche. O anticorpo monoclonal foi selecionado como anticorpo de captura para o complexo B. Concebemos os componentes fornecidos neste kit para que o ensaio seja suficiente em duas placas ELISA de 96 poços.

Componentes do kit para o complexo de deteção B

-Componente A: placa revestida com anticorpo monoclonal Anti gp120-anti gp120 complex Capture Antibody 50 µl

-Componente B: complexo gp120-anti gp120- Calibradores padrão (5, 10, 20,30,40 e 50 µg/m) l

-Componente C: IgG anti-coelho conjugada com HRP 25 µl

-Componente D: TMB So l ution A (3, 3', 5, 5'- tetrametilbenzidina) 15 ml

-Componente E: TMB Solução B (H2O2) 15 ml

-Componente F: Solução de paragem de TMB 30 ml

(1.(3) O ensaio ELISA foi preparado para detetar o p24 e o seu anti-p24 (complexo A) em amostras de soro de pacientes infectados em todos os grupos examinados (2x placas de 96 poços): Description (Anti p24-anti 24 complexes A) ELISA Assay Kit contém os componentes-chave necessários para a análise quantitativa das concentrações do complexo p24-anti 24 em amostras de soro de doentes examinados em grupos testados dentro do intervalo de 50 ng/ml num formato ELISA em sanduíche. O anticorpo monoclonal foi selecionado como anticorpo de captura para os complexos 1 e 2. Concebemos os componentes fornecidos neste kit de modo a que os dois ensaios sejam suficientes em duas placas ELISA de 96 poços.

Componentes do kit para o complexo de deteção A

-Componente A: placa revestida com anticorpo monoclonal Anti 24-anti 24 complex A Capture Antibody 50 µ l

Componente B: complexo p24-anti p 24 Calibradores padrão (5, 10, 20,30,40 e 50 µg/m) l

-Componente C: IgG anti-coelho conjugada com HRP 25 µ l

-Componente D: Solução A de TMB (3, 3', 5, 5'- tetrametilbenzidina) 15 ml

-Componente E: TMB Solução B (H2O2) 15 ml

-Componente F: Solução de paragem de TMB 30 ml

2. Efetuar o ensaio ELISA para o complexo A

2.1 Padrão/Amostra: Diluir o Padrão do complexo A (Componente B) com PBS para oito concentrações. Adicionar imediatamente 100µl de padrão e amostras dos grupos A, B, C e de controlo a cada poço. Incubar à temperatura ambiente durante, pelo menos, 1 hora.

2.2 Peroxidase de IgG anti-coelho: Aspirar e lavar a placa 4 vezes. Diluir 10 µl de conjugado HRP de IgG anti-coelho (componente C) com 10,5 ml de solução de diluição. Adicionar 100 µl a cada poço. Incubar à temperatura ambiente durante 30 minutos.

2.3 Preparação da solução de substrato de peroxidase TMB: Misturar volumes iguais da Solução A de TMB (Componente D) e da Solução B de TMB (Componente E) num recipiente limpo, de preferência de HDPE, polipropileno ou vidro, imediatamente antes da utilização, à temperatura ambiente.

Nota: Para uma placa de 96 poços, preparar 12 ml de solução de substrato de peroxidase TMB misturando 6 ml dos componentes D e E.

2.4 Reação de TMB: Aspirar e lavar a placa 4 vezes com tampão de lavagem. Adicionar 100 µl de solução de substrato de peroxidase TMB em cada poço. Incubar à temperatura ambiente durante 20 minutos.

2.5 Terminação da reação com TMB: Adicionar 100 µl de solução de paragem de TMB (Componente F) a cada poço. Esta solução de paragem interromperá o desenvolvimento da cor e transformará o substrato TMB de azul em amarelo.

2.6 Ler: Determinar a densidade ótica de cada poço no espaço de 30 minutos utilizando um leitor de microplacas regulado para 450 nm.

2.8 Análise: as concentrações do complexo A foram determinadas em todas as amostras de doentes de cada grupo em comparação com os calibradores do componente B

2. Executar o ensaio ELISA para o complexo 2

(1.(1) padrão/amostra: Diluir o Padrão do complexo 1 (Componente B) com PBS para oito concentrações. Adicionar imediatamente 100µl de padrão e amostras dos grupos A, B, C e de controlo a cada poço. Incubar à temperatura ambiente durante, pelo menos, 1 hora.

(1.(2) i-Rabbit IgG Peroxidase: Aspirar e lavar a placa 4 vezes. Diluir 10 µl de conjugado HRP de IgG anti-coelho (componente C) com 10,5 ml de solução de diluição. Adicionar 100 µl a cada poço. Incubar à temperatura ambiente durante 30 minutos.

(1.(3) Preparação da solução de substrato de peroxidase: Misturar volumes iguais da Solução A de TMB (Componente D) e da Solução B de TMB (Componente E) num recipiente limpo, de preferência de HDPE, polipropileno ou vidro, imediatamente antes da utilização à temperatura ambiente.

Nota: Para uma placa de 96 poços, preparar 12 ml de solução de substrato de peroxidase TMB misturando 6 ml dos componentes D e E.

(1.(4) Reação: Aspirar e lavar a placa 4 vezes com tampão de lavagem. Adicionar 100 µl de solução de substrato de peroxidase TMB em cada poço. Incubar à temperatura ambiente durante 20 minutos.

(1.(5) Terminação da reação: Adicionar 100 µl de solução de paragem de TMB (Componente F) a cada poço. Esta solução de paragem interromperá o desenvolvimento da cor e transformará o substrato TMB de azul em amarelo.

(1.(6) d: Determinar a densidade ótica de cada alvéolo no espaço de 30 minutos, utilizando um leitor de microplacas regulado para 450 nm.

(1.(7) lise: as concentrações do complexo B foram determinadas em todas as amostras de doentes de cada grupo, em comparação com os calibradores calibrados do componente B

(1.(8) **Deteção de anticorpos anti-gp120 em amostras de soro de todos os grupos infectados.** Ensaios de ligação direta e de competição para detetar anticorpos anti-gpl20 por ELISA de captura de antigénio. Para determinar os níveis séricos de anti-gpl20, utilizámos um ensaio de captura de antigénios que detecta anticorpos contra epítopos descontínuos e contínuos de gpl20. Foi utilizado gpl20 recombinante foi revestido nos poços testados para capturar anticorpos anti-gpl20 (placas Immulon 2 MicroElisa; Dynatech). Para capturar anti-gpl20 em amostras de soro de todos os grupos infectados, foram adicionados 100µ aos poços revestidos e incubados durante 60 minutos à temperatura ambiente. Depois de o anti-gpl20 não ligado ter sido lavado, adicionaram-se 100µ de IgG de cabra anti-humana conjugada com fosfatase alcalina (Accurate

Chemicals, Inc.) ou estreptavidina conjugada com fosfatase alcalina (Dako Diagnostics) Sinais ELISA (OD492) os poços são esvaziados e a lavagem é repetida como no passo 2, adição de substrato, p-nitrofenilfosfato e incubação durante 1 h à temperatura ambiente para permitir o desenvolvimento da cor e o conteúdo de cada poço foi testado para a presença de anticorpos anti-gp120. As concentrações de ligação específica do anticorpo anti-gpl20 foram determinadas em função da comparação dos resultados dos dados obtidos e das concentrações do calibrador.

(1.(9) **Deteção de IgG específica anti-VIH p24 em amostras de soro de todos os grupos de teste infectados por ELISA.** O antigénio Gag p24 (3 1,1g/m1) foi revestido em placas ELISA de 96 poços (MaxiSorp F96, Nunc Inc., Roskilde, Dinamarca), incubado durante a noite, lavado três vezes com PBS contendo 0,1% de Tween 20 e depois bloqueado durante 1 hora à temperatura ambiente com ovalbumina a 0,5% (OVA, Seikagaku Kogyo Co., Ltd., Tóquio) dissolvida em PBS. Após a lavagem, as amostras de soro examinadas foram adicionadas aos poços. Após 2 horas de incubação à temperatura ambiente, as amostras foram reagidas com IgG anti-humana de cabra biotinilada (para deteção de IgG), Após lavagem, os poços foram incubados com estreptavidina-peroxidase diluída 1:2.000 durante 30 minutos. O substrato de peroxidase (0-fenilenodiamina, Sigma) dissolvido em H202 a 0,03% e tampão de citrato de sódio a 50 mm (pH 3,9) foi adicionado aos poços (100 /Ê1). A reação de coloração foi terminada pela adição de 50 pi 2 N H2SO4 antes da leitura das placas num leitor BioRad ELISA a 490 nm.

(1.(10) **Deteção do antigénio gp120 em amostras de plasma de todos os grupos testados.** Teste do antigénio gp120 em todos os grupos testados: A presença de gp120 no plasma foi medida por ELISA. As placas foram revestidas com 1 mg/ml de uma mistura de anticorpos monoclonais humanos contra a gp120, os doentes examinados O plasma foi adicionado à placa e a gp120 foi detectada utilizando uma diluição de 1/2000 da mesma mistura de anticorpos biotinilados. A placa foi então revelada utilizando métodos padrão. Foram utilizadas diluições em série de duas vezes de gp120 recombinante como padrão para a quantificação em cada placa. O plasma HIV negativo do grupo de controlo foi incluído em cada placa como controlo negativo. O ensaio é linear numa gama de 100 vezes. Definimos 500 pg/ml como ponto de corte para um resultado positivo.

(1.(11) A presença do **antigénio** p24 no plasma foi medida com a modificação do ensaio de antigénio Vironostika HIV-1 (bioMerieux). O ensaio foi realizado de acordo com as instruções do fabricante, integrando o procedimento do sistema de amplificação ELAST ELISA (Perkin-Elmer Life Sciences, Inc., Boston, Massachusetts) no ensaio de antigénio Vironostika HIV-1 antes da adição do substrato cromogénico. O plasma foi diluído com 0,5% de Triton X-100 até uma concentração de 1:6. O plasma diluído foi aquecido a 100°C durante 5 minutos. Como controlo positivo, utilizou-se um antigénio p24 de concentração conhecida que variava entre 0 e 80 pg/ml e, como controlo negativo, incluiu-se em cada placa um pool de plasma seronegativo do grupo de controlo. Todas as amostras (100 µl em cada poço) foram incubadas a 37°C durante 60 min. Após a lavagem com solução salina tamponada com fosfato (PBS) diluída, adicionaram-se 100 µl de conjugado anti-HIV-1 (humano) marcado com peroxidase de rábano (HRP) a cada poço e incubou-se a 37°C durante 60 min. O conjugado estreptavidina-HRP (S-HRP) foi utilizado numa diluição de 1:500. Após a lavagem, foram adicionados a cada poço 100 l da solução de trabalho de biotinil tiramida do sistema de amplificação ELAST ELISA e incubados à temperatura ambiente durante 60 min. Em seguida, adicionou-se a cada alvéolo, após a lavagem, 100 µl de S-HRP diluída do sistema de amplificação ELAST ELISA a 1:500, utilizando 1% de albumina de soro bovino-PBS Tween 20 (1% BSA-PBS-T)

e as placas foram incubadas à temperatura ambiente durante 30 minutos. Em seguida, 100 µl de substrato de tetrametilbenzidina em solução de peróxido de ureia foram adicionados a cada poço após uma etapa de lavagem , e as placas foram incubadas à temperatura ambiente durante 30 min. Finalmente, a reação de coloração foi interrompida pela adição de 100 µl de ácido sulfúrico 1 M. A absorvância de cada poço foi lida a 450 nm no espaço de 15 minutos pelo leitor ELISA. Em cada ensaio qualitativo e quantitativo, foram testados dois controlos negativos e seis controlos positivos, variando de 0,5 a 80 pg/ml em diluição em série. O valor de corte, a densidade ótica (DO) a 450 nm, para cada teste foi a soma das médias da absorvância de oito controlos negativos mais 3 desvios-padrão. As amostras com um valor de absorvância superior ou igual ao valor de corte foram consideradas positivas para o antigénio p24 do VIH-1. As amostras com um valor de absorvância inferior ao valor de corte foram consideradas negativas. As amostras com concentrações de proteínas acima do intervalo do ensaio foram sujeitas a testes repetidos por diluição do plasma. Foi gerada uma curva padrão, a partir da qual os valores de DO das amostras desconhecidas são interpolados para determinar a sua concentração. A curva padrão é construída utilizando um gráfico linear que traça a concentração do antigénio HIV-p24 que os valores de DO convertidos em antigénio log10 p24 (em femtogramas por mililitro) no eixo y versus valores conhecidos de carga viral (em log10 cópias por mililitro) no eixo x. Os controlos devem ser incluídos para cada ensaio. A carga viral das amostras acima do ponto de corte pode ser estimada a partir da curva padrão. Isto permitiu a quantificação do antigénio p24 numa gama de 500 a 80.000 fg/ml com uma única diluição da amostra.

(1.(12) **Determinação da carga viral da quantificação do ARN do VIH-1.** Foram colhidas amostras de sangue para todos os grupos testados antes de iniciar a terapia de intervenção com a combinação de péptidos imunes V20E, 12 semanas após a última dose da terapia e 24 semanas desde o início do percurso para avaliar a quantificação do ARN do VIH em amostras de soro de indivíduos infectados através do ensaio de ARN do VIH-1 (Amplicor HIV-1 Monitor), Os doentes do grupo A revelaram uma carga viral superior a 500.000 cópias/ml pela reação em cadeia da polimerase do ácido ribonucleico do vírus da imunodeficiência humana (HIV-PCR), os do grupo B uma carga viral inferior a 100.000 cópias/ml e os do grupo C uma carga viral inferior a 10.000 cópias/ml. As segundas amostras após 12 semanas revelaram que a carga viral do grupo A apresentou uma diminuição acentuada para registar 200-1100 cópias/ml, a do grupo B variou entre 1200-2300 cópias/ml e a do grupo C entre 16-1100 cópias/ml.

(1.(13) **Deteção de anticorpos anti-RT em amostras de soro.** Placa ELISA (Costar 3690), cada poço foi revestido com 50 µl de 1 µg/ml de enzima recombinante HIV RT. As amostras de soro para todos os grupos foram recolhidas antes e depois do tratamento do estudo, e cada amostra de soro foi **diluída** com solução tampão PBS da seguinte forma 1/20,1/40,1/80 e 1/160 . Cada diluição de soro foi examinada da seguinte forma: foram adicionados 100µ aos poços revestidos e incubados durante 60 minutos para permitir que o antigénio RT coberto nos poços reagisse com os anticorpos RT anti-VIH na amostra de soro; em seguida, os poços foram esvaziados e as placas foram lavadas com água de lavagem durante um minuto. A cada poço foi adicionado 0,1 ml de enzima conjugada [fosfatase alcalina acoplada a globulina anti-humana] e as placas são então incubadas durante 1 h à temperatura ambiente ou os poços são esvaziados e a lavagem é repetida como no passo 2, adicionando o substrato, p-nitrofenilfosfato e incubando durante 1 h à temperatura ambiente para permitir o desenvolvimento da cor e o conteúdo de cada poço foi testado quanto à presença de anticorpos IgG para o antigénio RT. A absorvância foi medida com um leitor automático EIA a 410 nm. A atividade do título de anticorpos de neutralização foi definida como qualquer soro que apresentasse um aumento significativo em relação à diluição 1/40, produzindo uma absorvância de aproximadamente mais de 1,0 após incubação durante 30 minutos à temperatura ambiente; as reacções positivas e negativas no soro diluído a 1/20 produziram uma absorvância inferior a 0,05.

(1.(14) Contagem das células T CD4+ e das células T CD8+ com citómetro de fluxo.

& Ensaio STRA (ensaio simplificado de resistência térmica (STRA). Procedimento de ensaio: O STRA é altamente simplificado e não requer a utilização de lise de glóbulos vermelhos. Cinquenta microlitros de sangue total (juntamente com K_3EDTA) são adicionados ao tubo de ensaio que contém o anticorpo monoclonal estabilizado pré-dispensado. Após 15 minutos de incubação, as amostras de sangue são diluídas 1:10 com um tampão de fosfato e analisadas num citómetro de fluxo. A análise das amostras é efectuada por comparação do sinal de fluorescência específico atribuível à presença do antigénio $CD4^+$ ou $CD8^+$ na superfície celular com o sinal de dispersão lateral, que discrimina as células com base na sua forma e estrutura. Através deste método, é possível discriminar, por exemplo, o sinal de fluorescência específico ligado aos linfócitos $CD4^+$ do sinal ligado aos monócitos $CD4^+$. As células T $CD4^+$ resultantes foram expressas por cel/µl (intervalo normal 25 - 65%) e para as células T $CD8^+$ (intervalo normal 20-43%)

(1.(15) Identificação das células T CD4+ mutantes para todos os indivíduos infectados nos três grupos examinados, antes e depois da terapia combinada. Purificação de uma mistura de células T CD4+ e de células T CD8+ através de partículas magnéticas Dyna bead revestidas com anticorpos contra antigénios de células T CD4+ e de células T CD8+.

Foram obtidas amostras de sangue de todos os indivíduos dos grupos de teste (A, B e C) antes e depois do tratamento. As amostras foram centrifugadas para separar uma camada de buffy coat; as amostras de buffy coat foram então tratadas com uma solução de lise de cloreto de amónio durante 5 minutos para lisar quaisquer resíduos de eritrócitos. Em seguida, as amostras foram lavadas com tampão fosfato salino (PBS) e, subsequentemente, as células T CD4+ e as células T CD8+ foram purificadas a partir da camada leucocitária lavada da seguinte forma: foram adicionadas partículas magnéticas Dyna bead revestidas com anticorpos contra antigénios de células T CD4+ e de células T CD8+ para capturar células T CD4+ e linfócitos de células T CD8+ (Dynal T4 Quant Kit) (Invitrogen) da camada leucocitária. Foram utilizados três tipos de pérolas: a primeira revestida com anticorpos CD14 para eliminar os monócitos em 10 minutos da amostra lavada, uma vez que uma fração significativa de monócitos humanos que exprimem células T CD4+ baixas pode ligar-se a monócitos de células T CD4+, produzindo assim contagens artificialmente elevadas de células T CD4+; a segunda revestida com anticorpos anti-células T CD4+ e a última revestida com anticorpos anti-células T CD8+. Em seguida, procedeu-se a várias lavagens com 2 ml de PBS para cada pérola, a fim de remover as células T conjugadas. As células lavadas recolhidas foram deixadas em repouso durante 10 minutos, após o que as células lavadas foram co-centrifugadas durante 30 minutos à temperatura ambiente e, em seguida, verteu-se o sobrenadante e recolheram-se as células precipitadas, que foram armazenadas a -4 °C. As células T $CD4^+$ purificadas e as células T $CD8^+$ purificadas foram suspensas em tubos de ensaio separados com 0,5 cc de plasma enriquecido para cada uma, 0,5 cc de células T $CD8^+$ suspensas foram adicionadas a 40µl de células T anti $CD8^+$ de cor verde (Tubo A) e os conteúdos foram misturados lentamente e incubados durante duas horas à temperatura ambiente, 0.5 cc de células T $CD4^+$ suspensas foram adicionadas a 40µl de células T anti $CD4^+$ de cor vermelha (Tubo B) e os conteúdos foram misturados lentamente e incubados durante duas horas à temperatura ambiente para permitir a precipitação da cor verde das células T anti $CD8^+$ na superfície das células T CD8+ e também para permitir a precipitação da cor vermelha das células T anti $CD4^+$ na superfície das células T CD4+, depois disso, pegamos em 100µ do tubo A e adicionamo-lo a 100µ do tubo B numa placa imunológica larga e misturamos a mistura lentamente e incubamo-las durante duas horas à temperatura ambiente. Os conteúdos foram contados para a presença de células mutantes que têm o precipitado de duas cores na sua superfície exterior por câmara de hemocitómetro sob ampliação microscópica de fluorescência × 20, o processo de purificação de CD4+ e CD8+ foi mostrado na figura 3,4 e o número de células mutantes foi mostrado na tabela 7.

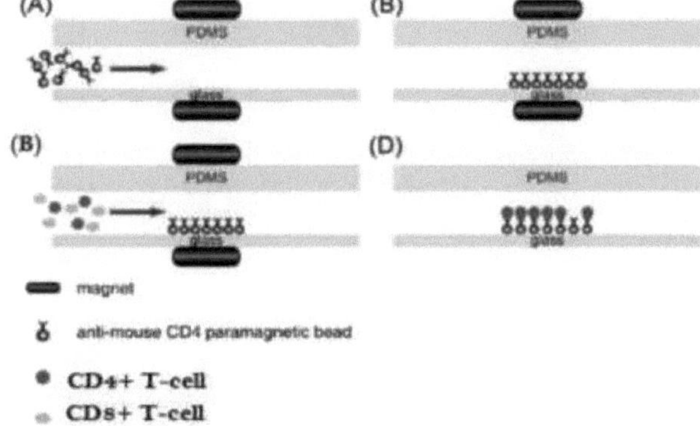

Fig. 3: Este diagrama mostra a entrada das suspensões de Itnnphoctte e a sua captura com as esferas magnéticas anti-rato no tubo de reação, depois as esferas foram removidas e lavadas para recolher separadamente os CD++ e os CDs+.

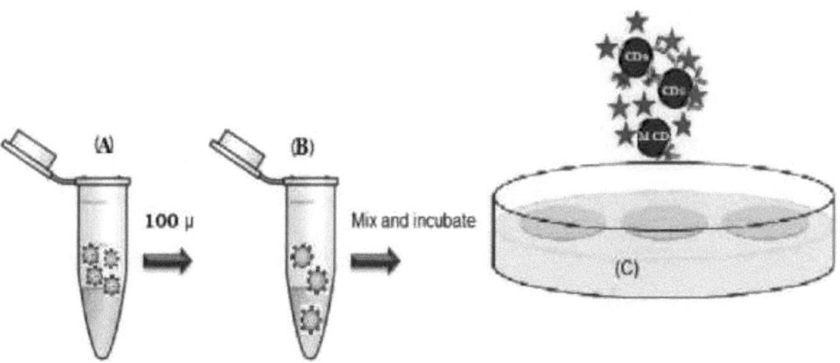

A fig.+ mostra a adição de l00µ do tubo (A), que contém susbtância de células CD++, a l00µ do tubo (B), que contém susbtância de células CD8+; em seguida, ambos os tubos foram injectados na placa (C) e deixados a incubar durante duas horas para permitir o processo de muatação de CD4+ para CD8+.

Resultados

Foram efectuados estudos comparativos sobre os resultados das primeiras amostras de todos os participantes nos grupos (A), (B) e (C) antes de iniciarem a ingestão da combinação de péptidos, 12 semanas e 24 semanas após a ingestão da terapia de combinação, todas as amostras de sangue recolhidas foram analisadas para medir o nível de concentração do Complexo A, Complexo B, nível do antigénio p24 do VIH e do antigénio do envelope gp120 do VIH, nível de anticorpos anti-p24 e gp120, nível da enzima anti-RT do VIH, contagem do número de células T CD4+ e CD8+ e do número de células T CD4+ mutadas e comparação com a absorvância de uma série de concentrações de calibradores conhecidos e amostras negativas do grupo de controlo. Quando **investigámos o nível dos complexos A e B nas amostras de soro, os resultados revelaram que** (grupo A) os níveis do complexo A mostraram 0,62,1 mg/ml, ;(grupo B) 2,7-7 mg/ml e (grupo C) demonstraram 14-55 mg/ml, Enquanto o Complexo B mostrou 0,5-1,8 mg/ml no grupo (A), 2,2-8,2 mg/ml no grupo (B); e 10-47 mg/ml no grupo (C) (Tabela 1, 2 e 3). Os dados quantitativos gerados a partir das segundas amostras foram recolhidos 12 semanas após a última injeção. Os dados recolhidos revelaram que o nível do complexo A no grupo (A) mostrou uma diminuição no seu nível, que variou entre 0,2-1,0; no grupo (B) 0,21,0 mg/ml e no grupo C 0,2-0,5 mg/ml. Foi observado um padrão semelhante para o complexo B, tendo-se verificado que o grupo (A) apresentava uma variação de 0,4-1,1, o grupo (B) 0,4-1,0 mg/ml e o grupo (C) 0,62,0 mg/ml. Foram detectadas alterações significativamente acentuadas após a intervenção nos grupos (B) e (C) e não foram detectadas grandes alterações no grupo (A) após a intervenção. **Na identificação dos níveis de antigénios p24 e gp120** em amostras de soro de todos os voluntários infectados em comparação com o grupo de controlo antes da intervenção e após a última dose, descobrimos que o nível de p24 Ag no grupo (A) era de 2,8-6,0 µg/ml, no grupo (B) 4,7-9,2 µg/ml e 28-68 µg/ml no grupo (C). Ao estudar os níveis de gp120, descobrimos que o grupo (A) tem uma variação de 1,5-5,2 pg/ml, o grupo (B) 6,5 -10,8 µg/ml e o grupo (C) 28-72 µg/ml. e ao comparar os resultados das segundas amostras, descobrimos que os níveis de p24 no grupo (A) diminuíram para 0.8-1,2 µgλml e gp120 para 0,2-2,0 pg/ml, no grupo (B) p24 diminuiu para 0,8-1,5 µgZml e gp120 para 0,2-2,0 µgZml e no grupo (C) mostrou que p24 diminuiu para 0,6-1,3 pg/ml e 0,3-2,0 pg/ml para gp120 pg/ml. Curiosamente, os doentes de todos os grupos com os níveis mais elevados de gp120 e p24 e que receberam os péptidos imunitários V20E apresentaram alterações significativas nos níveis de p24 e gp120 após o tratamento de intervenção e estas alterações foram claras nos grupos (B) e (C). **Explorando a alteração no nível de carga viral de quantificação do ARN do VIH-1.** Num estudo comparativo para a quantificação da carga viral em amostras de soro de todos os grupos em diferentes momentos [antes, 12 semanas após as intervenções e 24 semanas desde o início do percurso e estudando os efeitos da combinação de imunopéptidos V20E como terapia de intervenção para a eliminação do VIH-1 das amostras de soro de todos os indivíduos infectados, os dados obtidos mostraram uma resposta significativamente grande nos níveis das cargas virais em todos os grupos após 12 semanas desde o início do estudo,No grupo (A), cerca de quatro dos sete doentes apresentaram valores abaixo dos limites detectáveis e três doentes apresentaram valores entre 200 e 1100 cópias/ml; no grupo (B), quatro doentes apresentaram valores abaixo dos limites detectáveis e apenas três variaram entre 1200 e 2300 cópias/ml; no grupo (C), os resultados foram significativos, cerca de seis dos sete doentes apresentaram valores abaixo dos limites detectáveis da carga viral e apenas um doente registou 1100 cópias/ml (os resultados obtidos após 12 semanas do início do estudo são apresentados nas tabelas 4, 5 e 6).O estudo de acompanhamento após 24 semanas desde o início mostrou que os doentes do grupo (A) três doentes de quatro registaram limites abaixo do detetável e apenas um registou 249 cópias/ml, no grupo (B) cerca de quatro de cinco registaram limites abaixo do detetável e um registou 456 cópias/ml e no grupo (C) todos os cinco doentes apresentaram limites indetectáveis. Os resultados obtidos para as amostras revelaram o efeito brilhante da combinação de péptidos imunes V20E como uma terapia promissora para a eliminação do VIH-1 e o seu efeito na alteração dos parâmetros imunológicos após 24 semanas desde o início do estudo, apoiam a nossa postulação para a utilização desta combinação para uma terapia de 6 meses em vez de três meses. **Ao verificar os níveis de imunoglobulina G anti-gp120 e p24 nas** amostras de soro de todos os voluntários infectados em comparação com o grupo de controlo antes e depois da intervenção, descobrimos que o nível de Ag anti-p24 no grupo (A) era de 1,1-3,8 mg/ml, no grupo (B) de 4,4-13 mg/ml e de 34-108 mg/ml no grupo (C). Ao estudar os níveis de anti-gp120, verificámos que o grupo (A) tem uma gama de 3-5 mg/ml, o grupo (B) 6,0 -11,5 mg/ml e o grupo (C) 34108 mg/ml. Em comparação com os resultados das segundas amostras após a intervenção, verificámos que os níveis de anti-p24 no grupo (A) foram de 0,4-3,8 mg/ml e de gp120 de 0,3-3,8 mg/ml, no grupo (B) o anti-p24 deu 0,3-1,3 mg/ml e a gp120 0,2-1 mg/ml e no grupo (C) verificou-se que o p24 registou 0.7-1,4 e 0,7-1,4 para gp120 mg/ml. Os níveis obtidos revelaram, respetivamente, alterações significativas nos níveis de anticorpos anti-p24 e gp120 nos grupos (B) e (C) após o tratamento de intervenção, mas não foram encontradas alterações óbvias no grupo (A). **A identificação da imunoglobulina G anti-RT nas amostras de soro** de todos os voluntários infectados antes e depois da intervenção mostrou que os níveis de anticorpos anti-RT dos doentes do grupo (A) antes do início da terapia com os regimes foram detectados e registados em 1,2-2.5 mg/ml, do grupo (B) 5-11 mg/ml e 17-78 mg/ml para o grupo (C), enquanto os resultados das segundas amostras após a intervenção revelaram que o nível de anticorpos anti-RT do grupo (A) apresentava 0,7-1,4 mg/ml, do grupo (B) 0,7-1,6 mg/ml e do grupo (C) variava entre 0,5-2,0 mg/ml. Estes resultados explicam que a diminuição do valor quantificado dos anticorpos anti-RT nos grupos (B) e (C) após

Os tratamentos com o V20E provocam grandes alterações nos parâmetros imunológicos dos doentes destes grupos. **Foi efectuado um acompanhamento após 6 meses** dos últimos resultados obtidos e cerca de 60% dos participantes nos primeiros ensaios voltaram para continuar os ensaios e cerca de 40% não completaram os ensaios. Foram recolhidas outras amostras de sangue para medir o nível de concentração do Complexo A, Complexo B, nível do antigénio p24 do VIH e do antigénio do envelope gp120 do VIH, nível dos anticorpos anti-p24 e gp120, nível da enzima anti-RT do VIH, contagem do número de células T CD4+ e CD8+ e do número de células T CD4+ mutantes e foi efectuado outro estudo comparativo de 5 etapas entre os novos dados recolhidos e os anteriores. Passo (1) **investigámos o nível sérico do complexo A e B após 24 semanas, revelando que:** os níveis do complexo A do grupo (A) mostraram uma diminuição no seu nível para 0,3-1,0 mg/ml, o grupo (B) 0,2- 0,3 mg/ml e o grupo (C) demonstrou uma queda acentuada na medida do complexo A para 0,0-0.2 mg/ml, enquanto o Complexo B também apresentou uma diminuição nos seus níveis para 0,4-0,6 mg/ml no grupo (A), 0,2-1,0 mg/ml no grupo (B) e foi encontrada uma diminuição significativa no grupo (C), que apresentou uma diminuição no complexo A para 0,00,2 mg/ml (os resultados obtidos foram apresentados nas Tabelas 8, 9 e 10). Etapa (2): **explorando a alteração dos níveis de imunoglobulina G anti-gp120 e p24** nas amostras de soro de todos os voluntários infectados após 24 semanas, descobrimos que o nível de Ag anti-p24 nos grupos (A), (B) e (C) diminuiu para 0,6-1,3 mg/ml no grupo (A), 0,2-1,5 mg/ml no grupo (B) e 0,00,4 mg/ml no grupo (C). O mesmo padrão de diminuição dos níveis de anti-p24 também foi registado nos níveis de anti-gp120 da seguinte forma: o grupo (A) tem uma gama de 0,3-1,1 mg/ml, o grupo (B) 0,2-0,6 mg/ml e o grupo (C) 0,0-0,2 mg/ml. Etapa (3): **exploração da alteração dos níveis de imunoglobulina G anti-RT após 24 semanas**, registou-se uma descida acentuada do nível de anti-RT, especialmente no grupo (C), em que o nível diminuiu para 0,0-0,4 mg/ml, e não se registaram alterações significativas em ambos os grupos (A) e (B). Passo (4) **Contagem dos subconjuntos de células T (células T CD4+)**

e células T CD8+) em todos os indivíduos com o citómetro de fluxo Coulter após 12 semanas, o resultado do grupo (A) mostrou que a contagem de CD4+ registou um aumento acentuado em relação à contagem anterior ao início da terapia de regime, atingindo (44-54%), No grupo (B), a contagem de CD4+ registou uma elevação moderada (26-44%) e a contagem de CD8+ registou uma diminuição moderada (26-53%). No grupo (C), a contagem de CD4+ registou ligeiras elevações em comparação com o início da terapia de regime e a contagem de CD8+ apresentou os mesmos resultados que antes de iniciar o nosso tratamento. Após 24 semanas, a contagem das células T CD4+ e CD8+ nos grupos testados revelou que os níveis de células T CD4+ do grupo (A) mostraram exatamente os resultados anteriores, enquanto as células T CD8+ mostraram uma ligeira diminuição na sua contagem, nos grupos (B) e (C) as células T CD4+ e as células T CD8+ não registaram alterações significativas em relação às 12 semanas após o início da terapia de regime. **Passo (5) explorando o processo de mutação das células T CD4+ em células T CD8+** observámos uma mancha filmes da mistura dos tubos A e B mostraram uma precipitação de uma cor vermelha das células T Anti $CD4^+$ nos receptores de superfície celular das células T $CD4^+$, a precipitação de uma cor verde das células T anti $CD8^+$ nos receptores de superfície celular das células T $CD8^+$ e a formação de cores verde e vermelha das células T anti $CD4^+$ e das células T anti $CD8^+$ nos receptores de superfície das células T $CD4^+$. As células T $CD4^+$ mutadas que adquiriram os dois corantes começaram a aparecer nos seus receptores de superfície das células T CD4+ (foram tiradas três películas representativas e mostradas na Figura 5 (1,2,3). A imunolocalização das células T $CD4^+$ para os anticorpos vermelho e verde foi contada pelo hemocitómetro. $^+$Um estudo comparativo do número de células T CD4+ mutadas antes e depois da intervenção, os resultados recolhidos antes do tratamento mostraram que o grupo A apresentava 24%, o grupo B 7-9% e o grupo C 4-14% e as segundas amostras após a última dose revelaram uma queda acentuada do número de células T CD4+ mutadas para 0,5%, o grupo B para 1,0% e o grupo C para 0,5%. Um estudo comparativo do número de células T CD4+

mutadas antes e depois da intervenção, os resultados recolhidos antes do tratamento mostraram que o grupo A registou 24%, o grupo B 7-9% e o grupo C 4-14% e as segundas amostras após a última dose revelaram uma queda acentuada do número de células T CD4+ mutadas para 0,5%, o grupo B para 1,0% e o grupo C para 0,5%.

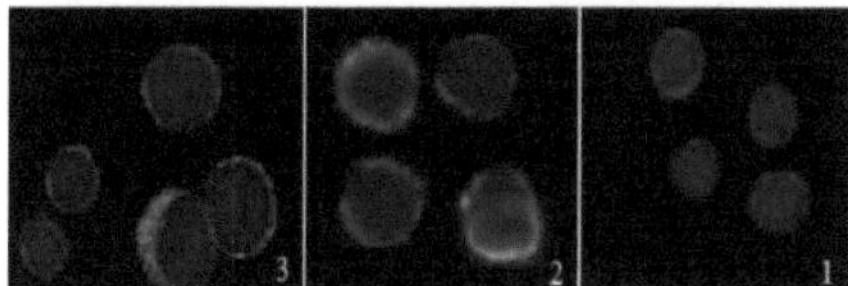

Fig. 5. (1,2,3) :Imunolocalização de corantes nos receptores de superfície celular das células T CD4⁺ e T CD8⁺ examinadas, foram (1) mostram uma precipitação de uma cor vermelha das células T anti CD4⁺ nos receptores de superfície celular das células T CD4⁺, (2) uma precipitação de uma cor verde das células T anti CD8⁺ na película e (3) mostraram uma formação de cores verde e vermelha de células T anti CD4⁺ e células T anti CD8⁺ nos receptores de superfície das células T CD4⁺ .

Tabela 8: dados imunológicos dos pacientes do grupo (A) 24 semanas após a administração do tratamento.

G A	CD4+	CD8+	Carga V.	P24	gpl20	Anti-p24	Anti-gp120	Anti-RT	Complexo A	Complexo B
Pt. 1	52	5	249	-ve	-ve	0.6	-ve	1.0	1.0	0.4
Pt. 2	48	9	-ve	0.2	-ve	-ve	-ve	-ve	0.4	-ve
Pt. 4	43	14	-ve	-ve	0.2	-ve	0.3	0.7	-ve	0.4
Pt. 5	44	17	-ve	0.2	0.4	1.3	1.1	-ve	0.3	0.6

Tabela 9: dados imunológicos dos doentes do grupo (B) 24 semanas após a administração do tratamento

G A	CD4+	CD8+	Carga V.	P24	gp120	Anti-p24	Anti-gp120	Anti-RT	Complexo A	Complexo B
Pt. 1	41	28	-ve	-ve	0.2	-ve	-ve	-ve	-ve	-ve
Pt. 4	39	38	456	0.6	0.5	1.5	0.6	1.0	0.3	1.0
Pt. 5	41	30	-ve	-ve	-ve	-ve	-ve	0.4	-ve	-ve
Pt. 6	48	18	-ve	-ve	-ve	-ve	-ve	-ve	-ve	0.2
Pt. 7	36	40	-ve	-ve	-ve	0.2	0.2	-ve	0.2	-ve

Tabela 10: Resumo dos dados imunológicos dos doentes do grupo (C) 24 semanas após a administração do tratamento

G A	CD4+	CD8+	Carga V.	P24	gpi20	Anti-p24	Anti-gp120	Anti-RT	Complexo A	Complexo B
Pt. 1	33	38	-ve	-ve	-ve	-ve	-ve	-ve	0.2	-ve
Pt. 3	32	49	-ve	-ve	-ve	-ve	-ve	-ve	-ve	0.2
Pt. 4	27	60	-ve	0.4	-ve	-ve	-ve	0.4	-ve	-ve
Pt. 5	29	50	-ve	-ve	-ve	-ve	0.2	-ve	-ve	-ve
Pt. 7	22	60	-ve	-ve	-ve	-ve	-ve	-ve	-ve	-ve

Tabela 11: comparação entre os grupos de estudo relativamente ao número de células T CD4⁺ mutantes.

Números de células T CD4+ mutantes

	Grupo A	Grupo B	Grupo C
após o tratamento (12 semanas)	0.5%	1.0%	0.0.5%
Após o tratamento (24 semanas)	Não detectado	Não detectado	Não detectado

Métodos estatísticos

Os dados recolhidos foram codificados, tabulados e analisados estatisticamente utilizando o software estatístico IBM SPSS (Statistical Package for Social Sciences) versão 22.0, IBM Corp., Chicago, EUA, 2013. A estatística descritiva foi feita para dados quantitativos como mínimo e máximo do intervalo, bem como média ± DP (desvio padrão) para dados quantitativos normalmente distribuídos, enquanto foi feita para dados qualitativos como número e percentagem. Os resultados qualitativos não observados no mês 6 foram considerados como resultados após o tratamento. As análises inferenciais foram efectuadas para variáveis quantitativas utilizando o teste ANOVA com o teste post hoc de Tukey para mais de dois grupos independentes com dados normalmente distribuídos e o teste ANOVA de medidas repetidas para mais de dois grupos dependentes com dados normalmente distribuídos. Nos dados qualitativos, as análises inferenciais para variáveis independentes foram efectuadas utilizando o teste exato de Fisher para diferenças entre proporções com números esperados pequenos, bem como o teste de McNemar para concordância entre dados qualitativos emparelhados. O nível de significância foi considerado em P valor < 0,050 é significativo, caso contrário é não significativo.

Tabela 13: Idade e sexo dos casos estudados

Laboratório	**Medidas**	**Grupo-A**	**Grupo B**	**Grupo-C**	**P**
Idade (anos)	**Média±SD**	27.6±5.5	28.9±5.6	28.3±6.0	^0.915
	Gama	20.0-38.0	22.0-37.0	20.0-36.0	
Sexo (n, %)	**Masculino**	6 (85.7%)	5 (71.4%)	6 (85.7%)	#1.000
	Feminino	1 (14.3%)	2 (28.6%)	1 (14.3%)	

Teste ^ANOVA, # Teste exato de Fisher

Não houve diferença significativa entre os grupos estudados em relação à **idade e ao sexo**.

Tabela 14: Laboratório basal entre os casos estudados

Laboratório	Medidas	Grupo-A	Grupo B	Grupo-C	^P
Carga viral	Média±SD	702.6±140.2	558.6±249.8	535.7±279.6	0.363
	Gama	509.0-905.0	230.0-940.0	130.0-930.0	
P24	Média±SD	4.5±1.2	4.8±2.2	3.7±1.5	0.473
	Gama	2.8-6.0	1.7-8.0	2.5-6.8	
GP120	Média±SD	3.2±1.3	4.4±1.8	4.0±1.7	0.429
	Gama	1.5-5.2	1.5-7.0	2.8-7.2	
Anti-P24	Média±SD	8.5±1.1	8.5±3.6	6.2±2.7	0.210
	Gama	7.1-9.8	4.4-13.6	3.4-10.8	
Anti-gP120	Média±SD	8.8±0.8	9.8±3.4	8.1±4.3	0.609
	Gama	7.8-10.0	6.0-15.0	3.5-15.5	
Anti-RT	Média±SD	2.9±0.5	3.2±2.2	3.8±2.1	0.642
	Gama	2.2-3.5	1.0-7.0	1.7-7.8	
Complexo A	Média±SD	4.4±0.6	4.2±1.7	3.4±1.4	0.313
	Gama	3.6-5.1	2.7-7.0	1.4-5.5	
Complexo B	Média±SD	3.1±0.5	4.5±2.5	2.9±1.3	0.159
	Gama	2.5-3.8	1.3-8.2	1.0-4.7	

Teste ^ANOVA

Tabela 15: Células CD4+ (%) entre os casos estudados

Grupo	Medidas	Grupo-A	Grupo B	Grupo-C	^P
Antes de	Média±SD	22.6±2.6	24.1±2.4	23.6±2.7	0.540
	Gama	20.0-27.0	20.5-27.0	19.5-27.0	
Depois de	Média±SD	49.4±5.3	34.4±6.0	25.3±7.9	**<0.001***
	Gama	44.0-59.0	26.0-44.0	16.0-38.0	
	HG	a	b	c	
Acompanhamento	Média±SD	46.8±4.1	41.0±4.4	28.6±4.4	**<0.001***
	Gama	43.0-52.0	36.0-48.0	22.0-33.0	
	HG	a	b	c	
#P		**0.006***	**<0.001***	**0.045***	

HG: grupos homogéneos pelo teste post hoc de Tukey, ^Teste ANOVA, #Teste t pareado, *Significativo

A tabela 15 e a figura 6 mostram que não há diferença significativa entre os grupos estudados no que diz respeito ao CD4+ basal, tendo depois aumentado significativamente em todos os grupos após o tratamento e o seguimento para ser significativamente diferente entre estes grupos; o mais elevado é no grupo-A, seguido do grupo-B e o mais baixo no grupo-C.

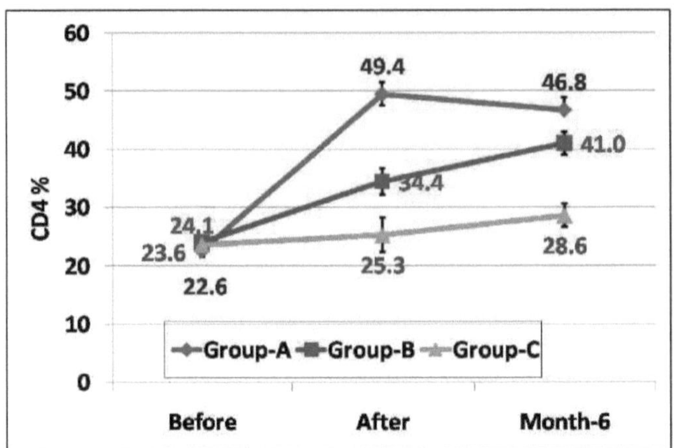

Figura 6: Células CD4+ (%) entre os casos estudados

Tabela 16: Células CD8+ (%) entre os casos estudados

Grupo	Medidas	Grupo-A	Grupo B	Grupo-C	^P
Antes de	Média±SD	64.8±4.9	65.2±5.6	62.6±2.1	0.506
	Gama	60.0-74.0	55.0-70.5	59.0-65.0	
Depois de	Média±SD	14.8±9.6	38.9±10.7	56.7±9.4	**<0.001***
	Gama	3.0-31.0	26.0-53.0	46.0-71.0	
	HG	a	b	c	
Acompanhamento	Média±SD	11.3±5.3	30.8±8.8	51.4±9.2	**<0.001***
	Gama	5.0-17.0	18.0-40.0	38.0-60.0	
	HG	a	b	c	
#P		**<0.001***	**0.002***	**0.044***	

HG: grupos homogéneos pelo teste post hoc de Tukey, ^Teste ANOVA, #Teste t pareado, *Significativo

A tabela 15 e a figura 7 mostram que não há diferença significativa entre os grupos estudados no que diz respeito ao CD8+ basal, tendo depois diminuído significativamente em todos os grupos após o tratamento e o seguimento para ser significativamente diferente entre os grupos; menos no grupo-A, seguido do grupo-B e mais elevado no grupo-C.

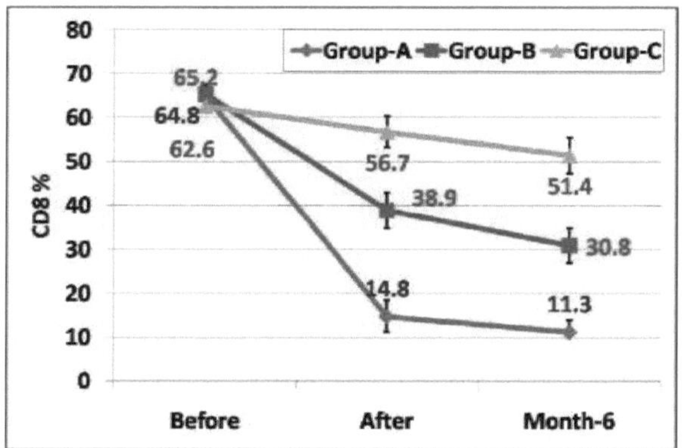

Figura 7: Células CD8+ (%) entre os casos estudados

Tabela 17: Resultados qualitativos entre os casos estudados

Grupo	Medidas	Grupo-A	Grupo B	Grupo-C	^P
Vírus positivo	Antes de	7 (100.0%)	7 (100.0%)	7 (100.0%)	--
	Depois de	3 (42.9%)	3 (42.9%)	1 (14.3%)	1.000
	Acompanhamento	3 (42.9%)	1 (14.3%)	0 (0.0%)	1.000
	#P	0.125	**0.031***	**0.016***	
Positivo P24	Antes de	7 (100.0%)	7 (100.0%)	7 (100.0%)	--
	Depois de	3 (42.9%)	6 (85.7%)	2 (28.6%)	0.744
	Acompanhamento	2 (28.6%)	3 (42.9%)	1 (14.3%)	0.167
	#P	0.063	0.125	**0.031***	
Positivo GP120	Antes de	7 (100.0%)	7 (100.0%)	7 (100.0%)	--
	Depois de	4 (57.1%)	4 (57.1%)	4 (57.1%)	0.411
	Acompanhamento	4 (57.1%)	2 (28.6%)	0 (0.0%)	1.000
	#P	0.250	0.063	**0.016***	
Positivo anti-P24	Antes de	7 (100.0%)	7 (100.0%)	7 (100.0%)	--
	Depois de	5 (71.4%)	4 (57.1%)	2 (28.6%)	1.000
	Acompanhamento	4 (57.1%)	2 (28.6%)	0 (0.0%)	1.000
	#P	0.250	0.063	**0.016***	
Positivo Anti-GP120	Antes de	7 (100.0%)	7 (100.0%)	7 (100.0%)	--
	Depois de	5 (71.4%)	5 (71.4%)	3 (42.9%)	0.501
	Acompanhamento	5 (71.4%)	2 (28.6%)	1 (14.3%)	1.000
	#P	0.500	0.063	**0.031***	
Anti-RT positivo	Antes de	7 (100.0%)	7 (100.0%)	7 (100.0%)	--
	Depois de	4 (57.1%)	5 (71.4%)	2 (28.6%)	1.000
	Acompanhamento	3 (42.9%)	2 (28.6%)	1 (14.3%)	1.000
	#P	0.125	0.063	**0.031***	
Positivo Anti-complexo A	Antes de	7 (100.0%)	7 (100.0%)	7 (100.0%)	--
	Depois de	5 (71.4%)	3 (42.9%)	3 (42.9%)	0.906
	Acompanhamento	5 (71.4%)	2 (28.6%)	1 (14.3%)	1.000
	#P	0.500	0.063	**0.031***	
Anti-complexo B positivo	Antes de	7 (100.0%)	7 (100.0%)	7 (100.0%)	--
	Depois de	5 (71.4%)	4 (57.1%)	2 (28.6%)	0.455
	Acompanhamento	5 (71.4%)	2 (28.6%)	1 (14.3%)	0.467
	#P	0.500	0.063	**0.031***	

Teste exato de Fisher, teste #McNemar

A tabela 17 e a figura 8 mostram que não há diferença significativa entre os grupos estudados no que respeita às condições basais, tendo depois diminuído em todos os grupos após o tratamento e o acompanhamento (significativa na carga viral no grupo B e significativa em todas as condições no grupo C), passando a ser não significativamente diferente entre os grupos; mais frequente no grupo A, seguido do grupo B e menos frequente no grupo C.

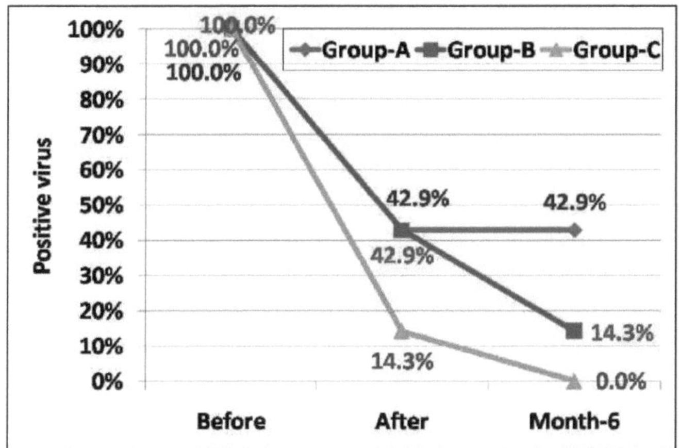

Figura 8: Contagens positivas de VIH entre os casos estudados

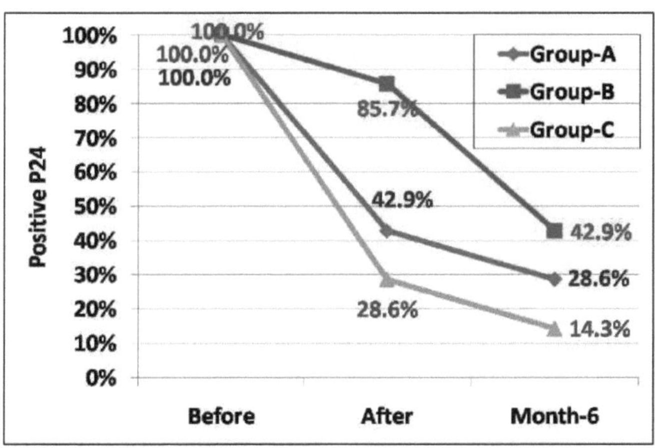

Figura 9: P24 positivo entre os casos estudados

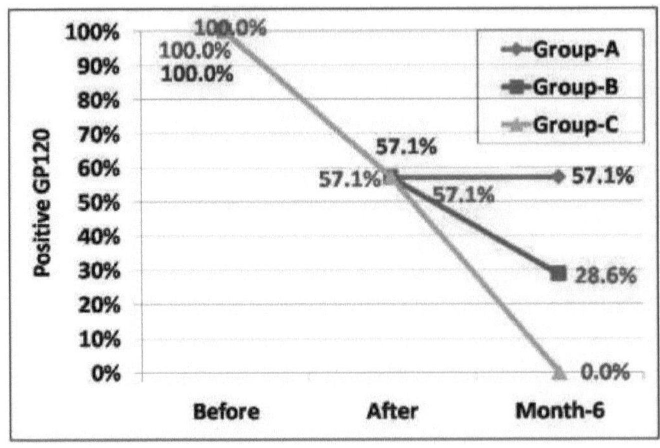

Figura 10: Gp120 positivo entre os casos estudados

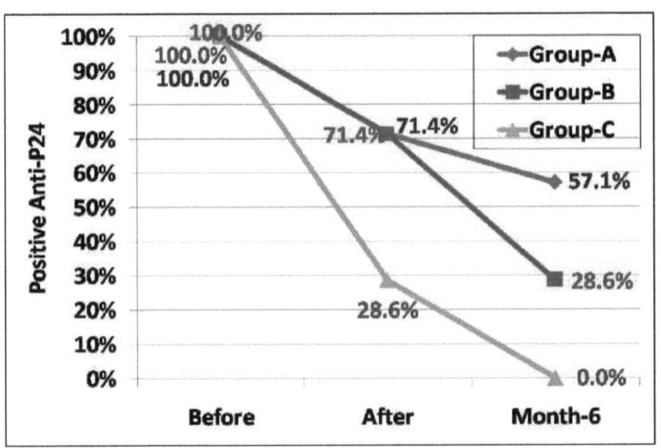

Figura 11: Anti-p24 positivo entre os casos estudados

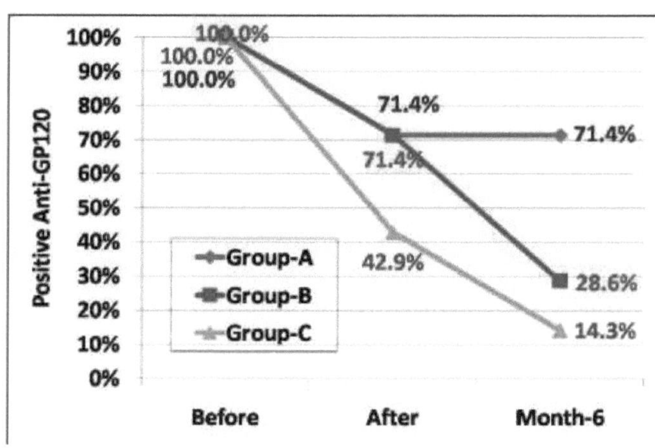

Figura 12: Anti-gp120 positivo entre os casos estudados

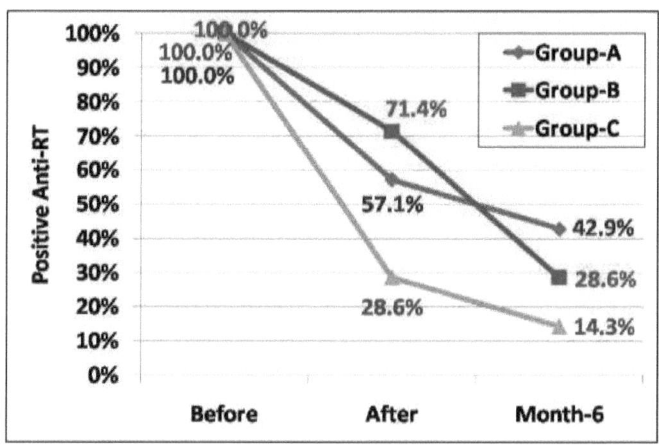

Figura 13: Anti-RT positivo entre os casos estudados

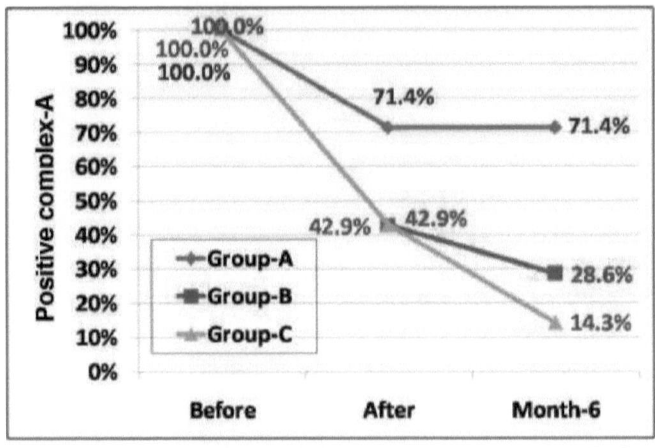

Figura 14: Complexo A positivo entre os casos estudados

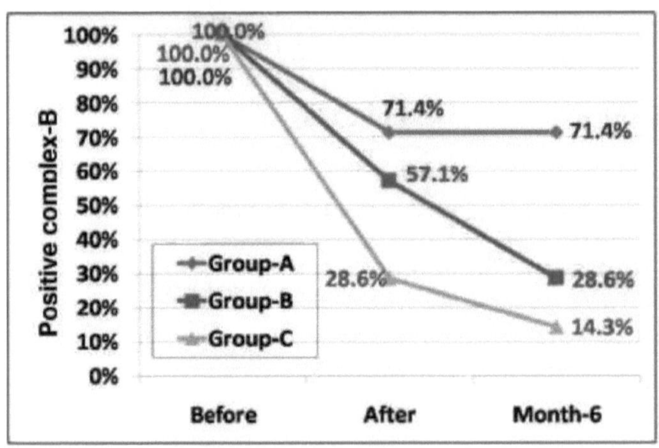

Figura 15: Complexo B positivo entre os casos estudados

Discussão

A síndrome da imunodeficiência adquirida (SIDA) causada pelo vírus da imunodeficiência humana tipo 1 (VIH-1) constitui um grave problema de saúde pública e justifica a necessidade urgente de desenvolver uma vacina preventiva. Os dados recolhidos a partir de descobertas recentes apoiadas pela investigação científica de base e por ensaios clínicos proporcionam, de facto, otimismo quanto à possibilidade de desenvolver uma vacina contra o VIH-1. A recente descoberta de uma série de anticorpos monoclonais potentes e de neutralização cruzada a partir de neutralizadores de elite proporcionou conhecimentos importantes neste domínio. Os anticorpos neutralizantes (NAbs) são úteis para identificar epítopos neutralizantes de utilidade para a vacina e para compreender o mecanismo de neutralização cruzada potente e alargada, proporcionando assim uma modalidade de valor preventivo e terapêutico. O mecanismo que o vírus adopta para causar a doença ainda não foi totalmente compreendido, mas todas as tentativas anteriores nos informam de que a principal causa da doença da imunodeficiência se deve a uma depleção da contagem de células T $CD4^+$, à expansão das células T $CD8^+$, à ação de morte das células T $CD8^+$ em relação às células T $CD4^+$ infectadas e à ativação crónica do sistema imunitário, o que acabará por conduzir a uma disfunção imunitária. De acordo com a nossa anterior prova de uma nova fisiopatologia que descreve que, ao longo do período de infeção crónica pelo VIH-1, as células T $CD4^+$ não são mortas, mas a patogénese do VIH-1 provoca uma mutação em todas as células auxiliares, transformando-as numa versão modulada das células T $CD8^+$. A célula T $CD4^+$ mutada é agora considerada uma célula T $CD8^+$, mas sem o mesmo comportamento fisiológico, funções e totalmente diferente da célula T $CD4^+$ original. A perda da célula T $CD4^+$ provoca uma discrepância celular completa e uma duplicação dos sinais celulares, uma vez que a célula T $CD8^+$ recém-formada pode permitir sinais activadores enquanto a célula T $CD8^+$ original inibe esses sinais. Este desequilíbrio deixa o sistema imunitário num estado de confusão com duas respostas contraditórias que provocam diretamente

A desregulação e o fracasso final das redes imunitárias celulares do hospedeiro. Este novo livro e os seus estudos revelam outros resultados importantes que apoiam a postulação anterior comprovada e introduzem uma nova via para o modo de ação do VIH e descrevem o papel dos anticorpos que são produzidos pelas células B como resultado da infeção pelo VIH e pelas células T CD4+ no controlo e persistência do VIH na vítima infetada, funcionando ambas num plano integrado para proteger as partículas virais dos ataques das células assassinas CD8+.CD4+ no controlo e na persistência do VIH na vítima infetada, sendo que ambos trabalham num plano integrado para proteger as partículas virais dos ataques das células assassinas CD8+, dependendo dos anticorpos neutralizantes como causa principal da persistência da infeção viral, revestindo as partículas de antigénios virais num complexo com os seus anticorpos neutralizantes específicos que impedem os ataques das células T citotóxicas CD8+. Esta postulação difere do raciocínio comum que depende do papel dos anticorpos neutralizantes no controlo da infeção pelo VIH. Esta nova postulação e o novo modo de ação do VIH permitiram-nos produzir uma nova terapia de combinação de péptidos imunes V20E baseada unicamente numa nova combinação de formulações que inclui partículas de antigénios virais e os seus anticorpos não específicos em cápsulas orais e na forma injetável para inibir e prevenir a doença. A nossa terapia da presente invenção introduz três combinações para serem administradas em cápsulas ou frascos. A primeira fórmula compreende uma ligação de formas proteicas não complexas de antigénios gp120 e anticorpos monoclonais neutralizantes de p24 com proteína específica e albumina humana, tampão de fosfato e cloreto de Na. denominado como (VP 1). A segunda fórmula é uma ligação de forma não complexa para o antigénio p24 e anticorpos monoclonais neutralizantes de gp120 com proteína específica e albumina humana, tampão fosfato e cloreto de Na. A última fórmula inclui a enzima de transcriptase reversa do VIH-1 e anticorpos monoclonais neutralizantes de p24 com proteína específica e albumina humana, tampão fosfato e cloreto de Na., designada por (VP 3). Todos os doentes de cada grupo foram aconselhados a tomar a combinação em regimes diferentes: o (1) grupo (A) tomou a combinação sob a forma de cápsulas durante três dias, continuamente uma cápsula/dia uma hora após a refeição, repetindo-a após duas semanas e a dose final após outras duas semanas, a duração total da terapia é de 36 dias. (2) O grupo (B) tomou a combinação sob a forma de frasco para injectáveis durante três dias continuamente, da seguinte forma: um frasco para injectáveis/dia uma hora após a refeição, repetindo-a após duas semanas e a dose final após outras duas semanas, sendo também a duração total da terapia de 36 dias. (3) O grupo (C) tomou a combinação em forma de cápsula durante cinco dias continuamente, como se segue, cada doente foi aconselhado a tomar uma cápsula/dia uma hora após a refeição, repetindo-a de um em um mês durante três meses sucessivos. As amostras de sangue de todos os doentes de cada grupo foram recolhidas antes de iniciar os percursos e depois de terminar o tratamento com as formulações de péptidos imunes V20E para medir todos os dados imunológicos, que incluem HIV-PCR quantitativo, contagem de células T CD4+ e CD8+, contagem de células T CD4+ mutantes, deteção de anticorpos de enzimas anti-RT, deteção do antigénio p24 do VIH, deteção do antigénio gp120 do VIH, deteção de anticorpos anti-p24, deteção de anticorpos anti-gp120, presença do complexo p24 Ag - anti-p24 e presença do complexo gp120Ag - anti-gp120 e alterações de todos os sinais e sintomas clínicos do VIH em todos os indivíduos infectados. Os resultados que investigam o nível do complexo A e B nas amostras de soro de todos os grupos infectados antes, 12 e 24 semanas após o fim do tratamento, revelaram que os níveis do complexo A do grupo (A) mostraram 0,6-2,1 mg/ml,; o grupo (B) 2,7-7 mg/ml e o grupo (C) 14-55 mg/ml, enquanto o complexo B mostrou 0,5-1,8 mg/ml no grupo A, 2.Os dados quantitativos gerados a partir de segundas amostras foram recolhidos 12 semanas após a última injeção, os dados recolhidos revelaram que o nível do complexo A no grupo (A) mostrou uma diminuição no seu nível variando de 0,2-1,0,; grupo (B) 0,2-1,0 mg/ml e grupo (C) de 0,2-0,5 mg/ml. Um padrão semelhante foi observado para o complexo B, verificámos que o grupo A semeou uma gama de 0,4-1,1, o grupo B 0,4-1,0 mg/ml e o grupo C 0,6-2,0 mg/ml e 24 semanas após o fim do regime de tratamento, os níveis do complexo A (grupo A) mostraram uma diminuição do seu nível para 0,3-1,0 mg/ml, (grupo B) 0,2-0.3 mg/ml e (grupo C) mostrou uma queda acentuada na medida do complexo A para 0,0-0,2 mg/ml, enquanto o Complexo B também mostrou uma diminuição nos seus níveis para 0,4-0,6 mg/ml no grupo (A), 0,2-1,0 mg/ml no grupo (B) e uma diminuição significativa foi encontrada no grupo (C) que mostrou uma diminuição no complexo A para 0,0-0.2 mg/ml, estes resultados denotam o efeito direto desta nova combinação de péptidos no controlo e diminuição do nível dos complexos A e B e também estes resultados dão-nos uma indicação clara do efeito do terceiro regime em comparação com o primeiro e o segundo. Ao estudar o efeito da nova terapia com péptidos no controlo dos níveis dos antigénios p24 e gp120 em amostras de soro de todos os voluntários infectados, em comparação com o grupo de controlo antes da intervenção, 12 semanas e 24 semanas após a última dose, descobrimos que a primeira amostra revelou que os níveis de p24 Ag no grupo (A) eram de 2,8-6,0 pg/ml, no grupo (B) de 4,7-9.2 pg/ml e 28-68 pg/ml no grupo (C), ao estudar os níveis de gp120 descobrimos que o grupo (A) tem uma gama de 1,5-5,2 pg/ml, o grupo (B) 6,5 -10.8 pg/ml e o grupo (C) 28-72 pg/ml, em comparação com os resultados das segundas amostras após 12 semanas, verificámos que os níveis de p24 no grupo A diminuíram para 0,8-1,2 pg/ml e os de gp120 para 0,2-2,0 pg/ml, no grupo B os níveis de p24 diminuíram para 0.8-1,5 pg/ml e a gp120 para 0,2-2,0 pg/ml e no grupo (C) mostrou que o p24 diminuiu para 0,6-1,3 pg/ml e para 0,3-2,0 pg/ml para a gp120 pg/ml, as últimas amostras recolhidas para o grupo (A) mostraram que dois dos quatro doentes não registaram limites de deteção para a gp120 na amostra de soro e os outros dois doentes registaram níveis entre 0.2-0,4 pg/ml e para o p24 os quatro doentes do grupo (A) apresentaram níveis que variaram entre 0-0,2 pg/ml , o grupo (B) para apenas cinco doentes três doentes não registaram limites de deteção para a gp120 , o p24 não registou limites de deteção para cerca de quatro doentes e apenas um doente apresentou 0,6 pg/ml na amostra de soro e os outros dois doentes registaram níveis que variaram entre 0.2-0,5 pg/ml e no grupo (C) todos os cinco doentes não apresentaram limites de deteção para a gp120 e para a p24 cerca de quatro doentes não registaram limites de deteção e apenas um doente registou um intervalo de 0,4 μg/ml . Curiosamente, os doentes de todos os grupos com o nível mais elevado de gp120 e p24 e que receberam os péptidos imunes V20E apresentaram uma alteração significativa nos níveis de p24 e gp120 após o tratamento de intervenção e estas alterações foram claras no grupo (C) e no grupo (B) em comparação com o grupo (A). Ao explorar o efeito da nova combinação de péptidos na eliminação da carga viral, foi efectuado um estudo comparativo para a quantificação da carga viral em três amostras de soro testadas em momentos diferentes [antes, 12 semanas após as intervenções e 24 semanas desde o início do percurso] para os três grupos testados e estudados os efeitos da combinação de péptidos imunes V20E como terapia de intervenção para a eliminação do VIH-1 do VIH-1, Após 12 semanas no grupo (A), cinco doentes apresentaram um nível indetetável para a quantificação do ARN do VIH, apenas dois doentes apresentaram uma contagem de carga viral muito baixa, variando entre 210-1100 cópias/ml e, no seguimento após 24 semanas, no grupo (B), quatro dos sete doentes apresentaram um nível indetetável por quantificação do ARN do VIH -PCR, apenas dois doentes apresentaram uma contagem de carga viral muito baixa, variando entre 2300-3100 cópias/ml e, no grupo (C), seis doentes apresentaram uma carga viral indetetável por quantificação do ARN do VIH -PCR, apenas um doente continua a não responder ao tratamento. O acompanhamento após 24 semanas revelou que três de todos os doentes ainda apresentavam um nível indetetável pela quantificação do ARN do VIH - PCR e o quarto doente ainda não respondia ao tratamento, no grupo (B) quatro doentes ainda apresentavam um nível indetetável pela quantificação do ARN do VIH -PCR e o quinto doente ainda não respondia ao tratamento, enquanto todos os doentes do grupo (C) apresentavam um nível indetetável pela quantificação do ARN do VIH -PCR. Os resultados obtidos após 24 semanas de acompanhamento foram convincentes e deslumbrantes e confirmam a urgência deste novo tratamento, especialmente o seu efeito claro nos doentes do grupo (C).

Quando investigamos o efeito deste novo tratamento com péptidos na regulação dos níveis de imunoglobulina G anti-ret nas amostras de soro, que é o principal indicador na nossa postulação e a sua diminuição ou desaparecimento pode refletir o bom prognóstico na terapia do VIH, os resultados mostraram que os dados recolhidos antes de iniciar o tratamento revelaram que os níveis de anticorpos anti-ret dos doentes do grupo (A) variavam entre 1,2-2.Enquanto os resultados das segundas amostras 12 semanas após a intervenção revelaram que o nível de anticorpos anti-RT do grupo (A) era de 0,7-1,4 mg/ml, do grupo (B) 0,71,6 mg/ml e do grupo (C) variava entre 0,5-2,0 mg/ml. O acompanhamento que foi feito para todos os grupos 24 semanas após o início do percurso mostrou que cerca de dois doentes de quatro doentes no grupo (A) apresentaram um nível não detectado para a quantidade de anticorpos IgG anti-RI e os dois doentes ainda eram positivos e apresentavam um intervalo de 0,7-1.0 mg/ml, no grupo (B), três dos cinco doentes registaram limites indetectáveis para a quantidade de anticorpos anti- RT IgG nas amostras de soro, enquanto que os doentes do grupo (C) registaram todos limites indetectáveis para a quantidade de anticorpos anti- RT IgG. Estes resultados explicam que há uma diminuição acentuada do valor de quantificação dos anticorpos anti- RT IgG nas amostras de soro de todos os doentes infectados, especialmente no grupo (C). Também investigámos o efeito deste novo tratamento com péptidos na regulação dos níveis de imunoglobulina IgG anti-gp120 e p24 em amostras de soro, que é o segundo indicador principal na nossa postulação e a sua diminuição ou desaparecimento pode refletir o bom prognóstico na terapia do VIH, foram recolhidas amostras de soro de todos os voluntários infectados e os seus resultados foram comparados após 12, 24 semanas, descobrimos que o nível de Ag anti-p24 no grupo (A) era de 1.1-3,8 mg/ml, 4,4-13 mg/ml no grupo (B) e 34-108 mg/ml no grupo (C), estudando os níveis de anti-gp120 descobrimos que o grupo (A) tem uma gama de 3-5 mg/ml, 6,0 -11,5 mg/ml no grupo (B) e 34-108 mg/ml no grupo (C). Nas segundas amostras recolhidas após a conclusão da intervenção, verificámos que os níveis de anti-p24 no grupo (A) eram de 0,4-3,8 mg/ml, anti-gp120 0,3-3,8 mg/ml, no grupo (B) o anti-p24 era de 0,3-1,3 mg/ml e o anti-gp120 era de 0,2-1 mg/ml e no grupo (C) mostrou que o anti-p24 era de 0.7-1,4 mg/ml e 0,7-1,4 para o anti-gp120 mg/ml. respetivamente, os níveis de resultados obtidos mostraram alterações significativas nos níveis de anticorpos IgG anti-p24 e gp120 nos grupos (C) e (B) após o tratamento de intervenção, mas não foram encontradas alterações significativas no grupo A. Para investigar os efeitos diretos da nova terapia na modulação dos níveis das células T CD4+ e CD8+, estudámos os dados recolhidos de todos os indivíduos testados com o citómetro de fluxo Coulter após 12 e 24 semanas. Os números destas células no grupo (A) antes de iniciar o tratamento mostraram que as CD4+ variavam entre (20-27%), CD8+ (60-74%), no grupo (B) a contagem de CD4+ era de (20-27%) e a de CD8+ de (26-53%) e no grupo (C) a contagem de CD4+ era de (19-27%) e a de CD8+ de (61-64%), 12 semanas após o fim do regime terapêutico a contagem de CD4+ no grupo (A) mostrou um aumento acentuado para (44-59%) enquanto a contagem de CD8+ para o mesmo grupo mostrou uma diminuição acentuada na sua contagem para registar (7-31%),no grupo (B) a contagem de CD4+ mudou para (26-44%) e a contagem de CD8+ (26-53%) não mostrou quaisquer alterações significativas e no grupo (C) a contagem de CD4+ foi de (22-36%) e a de CD8+ (38-60%), após 24 semanas a contagem de CD4+ no grupo (A) variou de (44-52%) enquanto a contagem de CD8+ para o mesmo grupo mostrou uma variação de (5-17%),no grupo (B), a contagem de CD4+ mostrou uma alteração acentuada nas suas contagens e aumentou para (26-44%) e a contagem de CD8+ não mostrou alterações valiosas na sua contagem para (26-53%) e no grupo (C) a contagem de CD4+ registou (2233%) e a de CD8+ (38-60%), ao investigar o efeito da terapia combinada de péptidos na modulação das células T CD4+, concluímos que não houve diferença significativa entre os grupos estudados relativamente às CD4 basais, tendo depois aumentado significativamente em todos os grupos após o tratamento e o acompanhamento para ser significativamente diferente entre os grupos; A contagem de CD4+ foi mais elevada no grupo A, seguida do grupo B e menos elevada no grupo C. E nas contagens das células T CD8+, não há diferença significativa entre os grupos estudados relativamente às CD8+ basais, depois diminuíram significativamente em todos os grupos após o tratamento e o acompanhamento para serem significativamente diferentes entre os grupos; menos no grupo-(A), seguido do grupo-(B) e mais alto no grupo-(C). Para provar o efeito do nosso tratamento, tivemos de nos certificar da sua ação na interrupção da mutação das células T CD4+ normais para se tornarem uma versão modulada de células T CD8+. Um estudo comparativo para o número de células T CD4+ mutadas antes e 12, 24 semanas após a intervenção, os resultados recolhidos antes do tratamento mostraram que o grupo (A) relatou contagens de 2-4%, o grupo (B) variou de 7-9% e o grupo (C) variou de 4-14%, as segundas amostras após 12 semanas da última dose revelaram uma queda acentuada no número de células T CD4+ mutadas para 0,5% no grupo (A), no grupo (B) para 1,0% e no grupo (C) para 0.Os resultados obtidos comprovaram a nossa postulação sobre o papel principal dos anticorpos neutralizantes anti-HIV na persistência da infeção viral por um longo período de tempo e a sua eliminação da circulação é o principal marcador para refletir a cura da doença e parar a infeção pelo HIV. Também se denotou a importância de outros parâmetros imunológicos, como os níveis da enzima anti-RT, dos complexos A e B e o número de células CD4+T mutadas, como monitorização vital para o prognóstico da doença.Com base nos resultados obtidos, o presente estudo introduz a combinação de péptidos V20E como um novo tratamento curativo e preventivo para a doença VIH-1 e a síndrome da imunodeficiência humana. Nas conclusões, verificámos que a utilização destes péptidos provou que todos os grupos melhoraram após o tratamento e 6 meses depois, e a melhoria foi maior no grupo-C, seguida do grupo-B e menor no grupo-A, Estas conclusões farão com que nos concentremos mais na utilização de uma combinação para ambos os regimes do grupo (C) e (B) para obter um efeito máximo. Também temos de acreditar que o presente estudo demonstra os efeitos benéficos da combinação destes péptidos na estimulação das funções de incapacidade das células T CD8+ citotóxicas como uma nova linha de tratamento que utiliza os mecanismos de funcionamento da imunidade celular e humoral na erradicação do VIH. Estas novas combinações de péptidos e os seus resultados inovadores continuarão a impulsionar-nos no sentido de compreendermos melhor os fundamentos secretos da imunologia e a conduzir-nos ao desenvolvimento de novas tecnologias de vacinação contra o VIH.

Referências

1-Binley, J. M., et al. 2010. Papel dos hidratos de carbono complexos na infeção pelo vírus da imunodeficiência humana tipo 1 e resistência à neutralização de anticorpos.J. Virol. 84:5637-5655.

2-Binley, J. M., et al. 2008. Perfil da especificidade dos anticorpos neutralizantes num grande painel de plasmas de doentes cronicamente infectados com o vírus da imunodeficiência humana tipo 1, subtipos B e C. J. Virol. 82:11651-11668.

3-Blish, C. A., M. A. Nguyen, e J. Overbaugh. 2008. Aumento da exposição dos epítopos de neutralização do HIV-1 através de mutações na gp41. PLoS Med. 5:e9.

4-Buchacher, A., et al. 1994. Geração de anticorpos monoclonais humanos contra proteínas do HIV-1; electrofusão e transformação do vírus Epstein-Barr.

5-Mascola JR, Snyder SW, Weislow OS, Belay SM, Belshe RB, Schwartz DH, Clements ML, Dolin R, Graham BS, Gorse GJ, Keefer MC. A imunização com produtos da vacina da subunidade do envelope provoca anticorpos neutralizantes contra isolados adaptados ao laboratório, mas não contra isolados primários do vírus da imunodeficiência humana tipo 1. Journal of Infectious Diseases. 1996 Feb 1;173(2):340-8.

6-Mascola, John R., et al. "Summary report: workshop on the potential risks of antibody-dependent enhancement in human HIV vaccine trials". *Investigação sobre a SIDA e os retrovírus humanos* 9.12 (1993): 1175-1184.

7-Phillips RE, Rowland-Jones S, Nixon DF, Gotch FM, Edwards JP, et al. (1991) Variação genética do vírus da imunodeficiência humana que pode escapar ao reconhecimento das células T citotóxicas. Nature 354: 453-459.

8-Wong JK, Strain MC, Porrata R, Reay E, Sankaran-Walters S, et al. (2010) A supressão in vivo da viremia do SIV pelas células T CD8+ não é mediada pela depuração de células produtivamente infectadas por CTL. PLoS Pathog 6:

9-Andries K, Azijn H, Thielemans T, Ludovici D, Kukla M, et al. (2004) TMC125, um novo inibidor da transcriptase reversa não-nucleosídeo da próxima geração ativo contra o vírus da imunodeficiência humana tipo 1 resistente aos inibidores da transcriptase reversa não-nucleosídeos.Antimicrob Agents Chemother 48: 4680-4686.

10-Kohlstaedt, L. A., Wang, J., Friedman, J. M., Rice, P. A., & Steitz, T. A. (1992). Estrutura cristalina com resolução de 3,5 angstrom da transcriptase reversa do HIV-1 complexada com um inibidor. *Science*, *256*(5065), 1783-1791.

11-Curtis BM, Scharnowske S, Watson AJ. Sequência e expressão de uma lectina do tipo C associada à membrana que exibe ligação independente de CD4 da glicoproteína gp120 do envelope do vírus da imunodeficiência humana. *Actas da Academia Nacional de Ciências dos Estados Unidos da América*. 1992;89(17):8356-8360.

12-De Witte L, Bobardt M, Chatterji U, et al. Syndecan-3 is a dendritic cellspecific attachment recetor for HIV-1. *Actas da Academia Nacional de Ciências dos Estados Unidos da América*. 2007; 104(49): 19464-19469. doi:10.1073/pnas.0703747104.

13-Dalgleish AG, Beverley PC, Clapham PR, Crawford DH, Greaves MF, Weiss RA (1984). "O antigénio CD4 (T4) é um componente essencial do recetor do retrovírus da SIDA". Nature. 312 (5996): 7637. doi:10.1038/312763a0. PMID 6096719.
14-Kuiken, C., Leitner, T., Foley, B., et al. (2008). "HIV Sequence Compendium", Laboratório Nacional de Los Alamos.

15-Hallenberger S, Bosch V, Angliker H, Shaw E, Klenk HD, Garten W (novembro de 1992). "Inibição da ativação da clivagem mediada pela furina da glicoproteína do HIV-1p160".Nature.360(6402):358
61. doi:10.1038/360358a0. PMID 1360148.16-Zhu P, Winkler H, Chertova E, Taylor KA, Roux KH (novembro de 2008). "Tomografia de crioelectrões dos picos do envelope do HIV-1: mais provas de pernas tipo tripé tripé". PLoSPathog. 4 (11):e1000203. doi:10.1371/journal.ppat.1000203. PMC 2577619. P MID 19008954.17-Gupta S, Arora K, Gupta A, Chaudhary VK. Proteínas derivadas de Gag de isolados de HIV-1 de pacientes indianos: clonagem, expressão e purificação de p24 de subtipos de Banda C. Prot Express Pur. 2000;19:321-328. doi:10.1006/prep.2000.1266.18-Pérez-Filgueira DM, Brayfield BP, Phiri S, Borca MV, Wood C, Morris TJ. Preservação da antigenicidade do HIV-1 p24 produzido e purificado em altos rendimentos a partir de plantas inoculadas com um vetor derivado do vírus do mosaico do tabaco (TMV). J Virol Methods. 2004;121:201-208. doi: 10.1016/j.jviromet.2004.06.02219-Bhardwaj D, Bhatt S, Khamar BM, Modi RI, Ghosh P. Recombinant HIV-1 p24 protein: cloning, expression, purification and use in the development of ELISA kits. Curr Sci. 2006;91:913-917.20-Sutthent R, Gaudart N, Chokpaibulkit K, Tanliang N, Kanoksinsombath C, Chaisilwatana P. p24 Antigen detection assay modified with a booster step for diagnosis and monitoring of human immunodeficiency virus type 1 infection. J

Clin Microbiol. 2003;41:1016-1022. doi: 10.1128/JCM.41.3.1016-1022.2003.21-Pajot A, Schnuriger A, Moris A, Rodallec A, Ojcius DM, Autran B, Lemmonnier FA, Lone YC. The Th1 immune response against HIV-1 Gag p24- derived peptides in mice expressing HLA-A02.01 and HLA-DR1. Eur J Immunol. 2007;37:2635-2644. doi: 10.1002/eji.200636819.

22-Streeck H, Jolin JS, Qi Y, et al. As respostas das células T CD8+ específicas do vírus da imunodeficiência humana do tipo 1 durante a infeção primária são os principais factores determinantes do ponto de ajuste viral e da perda de células T CD4+. J Virol 2009; 83:7641-7648.

23-Douek DC, Brenchley JM, Betts MR et al. O VIH infecta preferencialmente células T CD4+ específicas do VIH. Nature 2002; 417:95-8.

24-Sh S, Ghaleb HA, Saad S, Sherif N (2016) Uma nova fisiopatologia controversa confirma que o VIH não mata a célula T CD4+, mas modifica o seu comportamento fisiológico, tornando-se uma célula T CD8+ inexplicável. J AIDS Clin Res 7:640. doi:10.4172/2155-6113.1000640

25-KAPLAN, M. H. (1958). "Estudos imunológicos do tecido cardíaco. I. Produção em coelhos de anticorpos reactivos com um antigénio miocárdico autólogo após imunização com tecido cardíaco heterólogo". J.Immunol., 80, 254.

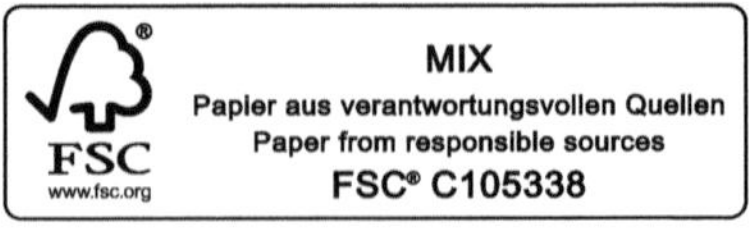

Printed by Books on Demand GmbH, Norderstedt / Germany